Andreas D. Ebert (Hrsg.)
Gynäkologische Laparoskopie

Frauenärztliche Taschenbücher

Herausgegeben von
Thomas Römer und Andreas D. Ebert

Es gibt keine alternative Medizin und keine Schulmedizin.
Es gibt nur gute oder schlechte Medizin.
Andreas D. Ebert

Man sieht nur mit dem Herzen gut.
Das Wesentliche ist für die Augen unsichtbar.
Antoine de Saint-Exupéry

Gynäkologische Laparoskopie

Ein Wegweiser für die Praxis mit Hinweisen für
das ambulante Operieren und die Roboter-Chirurgie

Herausgegeben von
Andreas D. Ebert

3. überarbeitete Auflage

DE GRUYTER

Herausgeber und Autor:
Prof. Dr. med. Dr. phil. Dr. h. c. mult. Andreas D. Ebert
Praxis für Frauengesundheit, Gynäkologie & Geburtshilfe
Nürnberger Str. 67
10787 Berlin
info@prof-ebert.de

Autoren:
Priv.-Doz. Dr. med. Mandy Mangler
Auguste-Viktoria-Klinikum
Klinik für Gynäkologie und Geburtshilfe
Rubensstr. 125
12157 Berlin
mandy.mangler@vivantes.de

Dr. med. Rüdiger Söder
MICMA Mainz
Rheinstr. 4N
55116 Mainz
dr.soeder@micma-mainz.de

Das Buch enthält 133 Abbildungen.

ISBN: 978-3-11-056019-0
e-ISBN (PDF): 978-3-11-056060-2
e-ISBN (EPUB): 978-3-11-056037-4

Library of Congress Control Number: 2018934502

Bibliografische Information der Deutschen Nationalbibliothek
Die Deutsche Nationalbibliothek verzeichnet diese Publikation in der Deutschen Nationalbibliographie; detaillierte bibliografische Daten sind im Internet über http://dnb.d-nb.de abrufbar.

© 2018 Walter de Gruyter GmbH, Berlin/Boston
Umschlagabbildung: Foto Andreas D. Ebert
Satz: Meta Systems Publishing & Printservices GmbH, Wustermark
Druck und Bindung: CPI books GmbH, Leck

www.degruyter.com

Vorwort zur 3. Auflage

Wenn man heute die großen nationalen und internationalen Kongresse der operativen Frauenheilkunde besucht, so kann man vor den technischen, intellektuellen und manuellen Spitzenleistungen verschiedener Vertreter auf den Gebieten der allgemeinen, der reproduktionsmedizinischen, der urogynäkologischen und der onkologischen Gynäkologie nur verzückt den Hut ziehen. Basierend auf einer scheinbar ökonomisch sicheren Basis werden Schritt für Schritt die Grenzen des endoskopisch Machbaren weiter ausgedehnt. Doch die gynäkologische Laparoskopie findet ihre Anwendung nicht nur in der Spitze, sondern in erster Linie in der Breite. Es bedarf deshalb des täglichen Trainings, auch des intellektuellen Trainings – zumindest in einer ruhigen Stunde an den Wochenenden. Zu diesem Zweck wurde die 3. Auflage dieses Buches überarbeitet und neu gestaltet.

Ich freue mich sehr, dass ich für die 3. Auflage zwei Mitstreiter gewinnen konnte: meine langjährige Kollegin Frau Privatdozentin Dr. med. Mandy Mangler, Chefärztin des Auguste-Viktoria-Klinikums in Berlin, die ihre Erfahrungen mit der *Robotic Surgery* im klinischen Alltag in das Buch einbringt und Dr. med. Rüdiger Söder, MICMA/Rhein-Clinic, mit dem es gelang, kurz und knapp die Fragen der operativen Laparoskopie zu bearbeiten, weil er über einen klinischen und betriebswirtschaftlichen Erfahrungsschatz verfügt, der im ambulanten Bereich seinesgleichen sucht. Und das müssen wir im Auge behalten, denn gerade der aktuelle Übergang vom Gesundheitswesen zur Gesundheitswirtschaft verändert ja derzeit das Gesicht der Medizin (und also auch der Frauenheilkunde und Geburtshilfe) in Deutschland dramatisch.

Den Mitarbeiterinnen des DeGruyter-Verlages Frau Simone Pfitzner und Simone Witzel danke ich herzlich für ihre Unterstützung ebenso wie meinen Team-Mitgliedern Manuela Wojna und Dr. (MUDr) Franziska Klatt.

Meiner Frau Eva, meinem Sohn Julius und meinen Eltern danke ich von herzen dafür, dass sie auch unter den immer noch neuen Bedingungen der Praxis meine nebenberuflichen schriftstellerischen Eskapaden weiterhin geduldig und mit einem Augenzwinkern tolerieren.

Berlin-Lübars, März 2018 Andreas D. Ebert

https://doi.org/10.1515/9783110560602-202

Vorwort zur 2. Auflage

„Das grundlegende Prinzip der Medizin ist die Liebe."
Paracelsius (1493 – 1541)

Die operative minimal-invasive Frauenheilkunde ist Teil der modernen operativen Medizin. Die operative Gynäkologie ist wie Hochleistungssport – man braucht ständiges und hartes Training, wenn man gut im Fach werden will. Und „gut zu sein" ist das Minimum, das ein Arzt anstreben sollte. Zu diesem Zweck wurden von der Arbeitsgemeinschaft für gynäkologische Endoskopie (AGE) Ausbildungsgänge erarbeitet und Kongresse etabliert. Aus meiner bisherigen Erfahrung als Ausbilder durfte ich u. a. lernen, dass ein Schwachpunkt der operativen Facharztausbildung in der Wiederholung und der erneuten Vermittlung der anatomischen Grundlagen zu suchen ist. Nach der positiven Aufnahme der 1. Auflage der „Gynäkologischen Laparoskopie" habe ich mich deshalb entschlossen, einen größeren Abschnitt über die gynäkologisch-operative Anatomie einzufügen, was den Charakter des Buches jedoch etwas verändert. Ich hoffe trotzdem auf gute Resonanz und freue mich über Hinweise und Tipps, die dann möglicherweise Teil einer eventuellen dritten Auflage werden könnten.

Allen Kollegen und Freunden, die mich über die Jahre hinweg begleitet haben danke ich herzlich für ihre praxisnahen und praxisfernen Hinweise! Ohne die großzügige und kompetente Unterstützung durch Frau Simone Pfitzner und Frau Simone Witzel sowie dem Team des DE GRUYTER Verlags (Berlin) wäre an eine Neuauflage nur schwer zu denken gewesen. Mein ganz besonderer Dank aber gilt meiner Frau Eva und dem großen Motivator Julius, meinem Sohn.

Berlin-Lübars, September 2014   Andreas D. Ebert

https://doi.org/10.1515/9783110560602-203

Vorwort zur 1. Auflage

Die Laparoskopie hat sich seit den ersten Schritten von Frangenheim und Semm nunmehr zu einer etablierten Operationstechnik in der Frauenheilkunde entwickelt. Unter dem etwas beschönigenden Begriff der minimal-invasiven Chirurgie hat sie unser Fachgebiet scheinbar revolutioniert und erobert sich immer neue Gebiete. Waren vor wenigen Jahren noch Unterbauchschmerzen, Kinderlosigkeit, Ovarialzysten, Verwachsungen oder Myome die Hauptindikationen, so stehen heute u. a. die laparoskopisch-assistierte vaginale Hysterektomie (LAVH), die laparoskopisch-assistierte suprazervikale Hysterektomie (LASH), die laparoskopischen Lymphadenektomien, z. B. kombiniert mit der laparoskopisch-assistierten radikalen vaginalen Hysterektomie (LARVH) oder der Trachelektomie sowie Darmoperationen im Brennpunkt der Entwicklung. Von minimaler Invasivität kann somit keine Rede mehr sein, jedenfalls nicht unterhalb der Bauchdecke.

Trotz der fortgeschrittenen Entwicklung der gynäkologischen Endoskopie ist jeder Anfang schwer und Übung macht den Meister. Im vorliegenden Buch habe ich deshalb einige Empfehlungen zusammengetragen, die sich in der klinischen Routine in verschiedenen deutschen Kliniken als brauchbar erwiesen haben. Dazu ging ich zu Kursen, zu Vorträgen, las viel und profitierte persönlich von den Meistern unseres Faches. Gleichzeitig verglich ich die erhaltenen Empfehlungen und Tipps immer wieder mit der eigenen Tätigkeit sowie der Tätigkeit meiner Mitarbeiter und hatte die Gelegenheit, die hier gegebenen Empfehlungen durch eigene Operations-Kurse auf ihre Praxisrelevanz hin zu prüfen.

Dieser kleine, durchaus gewollt subjektiv geschriebene *Wegweiser* soll, kann und darf nach meinem Verständnis also keineswegs das Studium guter Endoskopie- und Anatomie-Lehrbücher, Operationslehren oder gar die persönliche Hospitation und das intensive Üben am Pelvi-Trainer ersetzen, aber er soll die ersten laparoskopischen Schritte erleichtern oder vielleicht auch (kleine) bleibende „AHA"-Erlebnisse auslösen.

„Ein Blick ins Buch und zwei ins Leben, das wird die rechte Form dem Geiste geben"   (Goethe)

In diesem Sinne würde ich mich sehr freuen, wenn Sie mir nach der Lektüre in einer ruhigen Minute kurz per E-Mail mitteilen, was für Sie wichtig war und was Ihnen für die zweite Auflage noch fehlt – also einfach alles, was Ihnen beim Lesen und Arbeiten zum Thema ein- und aufgefallen ist.

Berlin-Reinickendorf, Juni 2008   Andreas D. Ebert

https://doi.org/10.1515/9783110560602-204

Geleitwort zur 1. Auflage

Die Laparoskopie ist heute in den meisten Kliniken der häufigste gynäkologische Eingriff. Deutsche Gynäkologen, wie Frangenheim und Semm, waren in der Entwicklung dieser Technik schon vor Jahrzehnten federführend. Neben der Diagnostik sind heute eine Vielzahl von Eingriffen bis hin zur Hysterektomie und Lymphonodektomie bei onkologischen Erkrankungen laparoskopisch durchführbar. Während die Technik der Laparoskopie vor einigen Jahren noch speziell ausgebildeten Operateuren vorbehalten war, ist heute das Erlernen der Laparoskopietechnik eine Grundvoraussetzung für jeden Gynäkologen und erfolgt heute bereits zumeist im ersten Weiterbildungsjahr. Die meisten Lehrbücher widmen sich dem Einstieg in die Laparoskopie nur sehr kurz und gehen nur auf die speziellen Operationsverfahren ein. Herrn Kollegen Ebert ist es gelungen, in einem kurzen übersichtlichen, aber prägnant formuliertem Werk, dem Anfänger den Einstieg in die Laparoskopie zu erleichtern. Der vorliegende Wegweiser hat seinen Titel „für die Praxis" zu Recht, da hier tatsächlich praktische Grundlagen, aber auch mögliche Fehlerquellen ausführlich dargestellt werden.

Besonders bemerkenswert ist, dass es dem Autor gelungen ist, die offensichtlich so trockene Problematik des Einstiegs in die Laparoskopie mit zahlreichen philosophischen Anmerkungen und Zitaten zu pointieren, sodass es eine Freude ist, dieses Werk zu lesen. Die zahlreichen informativen Abbildungen und Schemata ergänzen den Text und erleichtern das Lesen. Auch für den erfahrenen Operateur ist dieses Werk eine Bereicherung und sollte zum kritischen Überdenken eigenen Vorgehens anregen.

Dem vorliegenden Wegweiser für die Praxis ist eine weite Verbreitung zu wünschen und er sollte jedem operativ tätigen Gynäkologen, insbesondere jedem Weiterbildungsassistenten, eine theoretische Grundlage für die praktische Erlernung der wunderbaren Methode der Laparoskopie sein. Dieser Wegweiser ist eine Bereicherung der endoskopischen Fachliteratur.

Ich gratuliere Herrn Kollegen Ebert auch im Namen der „Arbeitsgemeinschaft für Gynäkologische Endoskopie" zu diesem gelungenen Werk.

Prof. Dr. med. Thomas Römer
1. Vorsitzender der Arbeitsgemeinschaft
Gynäkologische Endoskopie

https://doi.org/10.1515/9783110560602-205

Inhalt

Andreas D. Ebert

1 Der Zufall ist der einzige legitime Herrscher des Universums (Napoleon)

1.1 Nichts ist unmöglich – minimieren Sie den Zufall und maximieren Sie die Sicherheit

Mit jeder Laparoskopie taucht man in Räume, in denen nichts unmöglich ist, die voller Gesetzmäßigkeiten, aber auch voller Überraschungen und Risiken für den Operateur und vor allem für die betroffene Patientin sind. Bereits vor dem ersten operativen Schritt müssen der Zufall minimiert und die Sicherheit für die Patientin maximiert werden. Die einzige Möglichkeit, um dies sicher zu erreichen, ist die umfassende persönliche Information über die Patientin und den „Fall" – vor der Operation, vor der Operation und nochmals vor der Operation! Machen Sie sich selbst ein Bild und übernehmen Sie damit die Verantwortung – vor der Operation, während der Operation und nach der Operation. Gute Operateure sind die Ersten, die zuhören – und die Letzten, die schneiden.

Merke: Maximum an Information = Maximum an Sicherheit! Die Komplikation beginnt (oft) vor der Operation!

1.2 Last-Check – die Fünf-Finger-Regel

In dem Zeitalter der *wrong-site-surgery,* von CIRS, des EuAG, der ständig wechseln-den Operateure und insbesondere in unserem völlig unchirurgischen Zeitalter, in dem der Operateur teilweise die Patientinnen nicht mehr selbst aufgenommen und persönlich aufgeklärt hat (prästationäre Aufnahme zur Kostenreduktion), steigen für alle an einer Operation Beteiligten die Risiken. Immer wieder fällt auf, dass personen- und operationsrelevante Informationen unterschätzt werden und des-halb nicht präsent sind. Nutzen Sie deshalb als *last-check* so früh wie möglich die Fünf-Finger-Regel (Sie können Sie auch die 5W-Regel nennen ...) (Abb. 1.1).
– **W**er? (Personendaten, Alter)
– **W**arum hier? (aktuelle Beschwerden)
– **W**as war? (Anamnese, Voroperationen!)
– **W**as ist? (aktuelle Befunde)
– **W**as wird? (Behandlungsplan)

Wichtig: Das heutige renditeorientierte Krankenhaus- und Gesundheitssystem führt zu einer drastischen Verschlechterung und Verteuerung der Ausbildung, da u. a. Krankheitsverläufe nicht mehr vermittelt werden können.

https://doi.org/10.1515/9783110560602-001

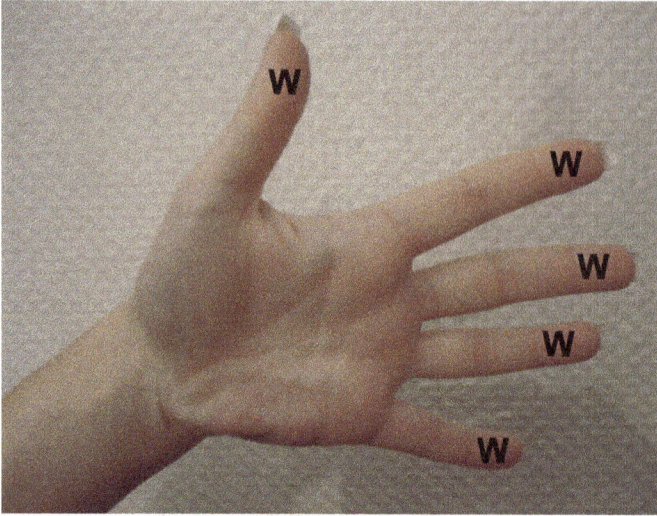

Abb. 1.1: Die Fünf-Finger-Regel. Der Erfolg einer Operation (oder einer anderen Maßnahme) gehört immer denen, die *davor* denken. Medizin, besonders die operative Medizin, ist Vor-Denken *und* Nach-Denken (... und natürlich auch Dabei-Denken ...).

1.3 Wissen, Können und Instrumente bestimmen die OP-Strategie – prüfen Sie die Indikation

! **Merke:** Operation ist Technik – Indikation ist Wissenschaft [Ernst Bumm]

Die genaue Kenntnis der Anamnese, der Befunde und die sorgfältige gynäkologische Untersuchung der zu operierenden Patientin durch den Operateur gehören zu den Grundvoraussetzungen jeder Indikationsstellung und jeder operativen Tätigkeit. Durch diese urärztlichen Selbstverständlichkeiten wird die Operationsstrategie festgelegt, die durch die Kenntnisse und Fertigkeiten der Operateure beeinflusst wird. Bildgebende Verfahren und Laborwerte runden das klinische Bild ab, ersetzen aber nie die Anamnese und die klinische Untersuchung.

! **Merke:** Keine Operation folgt hundertprozentig ihrem ursprünglichen Plan, aber ohne Plan wird der Operateur zum Spielball der Ereignisse und verliert leicht die Kontrolle.

Es gibt Empfehlungen, die bei konsequenter Berücksichtigung vor einigen möglichen (aber nicht allen) unliebsamen Überraschungen bewahren können:
- Operiere keine Patientin ohne die Indikation gestellt oder die gestellte Indikation rechtzeitig überprüft zu haben!
- Beginne keine Operation ohne die Anamnese zu kennen.
- Beginne keine Operation ohne vorherige Untersuchung.
- Beginne keine Operation ohne Kenntnis der relevanten Befunde.

> **Merke:** Operieren ist (eine) Disziplin, die man lernen muss.　❗

Operieren heißt einerseits, auf das Ergebnis und nicht auf die damit möglicherweise verbundenen (persönlichen) Anstrengungen zu schauen, aber auch, prospektiv die Frage zu beantworten, ob die notwendige Operation durch den speziellen Operateur mit den vorhandenen Ressourcen heute und hier durchführbar ist. „Inoperabel" heißt oft, dass die betreffende Patientin heute durch Sie unter den gegebenen Bedingungen nicht operabel ist [J. Keckstein].

1.4 Die Indikation bestimmt das Instrumentarium – erläutern Sie das OP-Ziel und prüfen Sie das Instrumentarium vor OP-Beginn

Eine Operation spielt sich in einem bestimmten Zeitrahmen ab und beinhaltet juristisch definierte Risiken für die Patientinnen und die Operateure. Trotz der Möglichkeiten der modernen Anästhesiologie sollte die Operationsdauer nur so lang wie nötig, jedoch so kurz wie möglich gehalten werden.

Jede Operation muss *generalstabsmäßig* geplant und vom Team durchgeführt werden. Allen an der Operation beteiligten Ärzten und Schwestern bzw. Pflegern muss klar sein, worum es bei der Operation geht.

> **Merke:** Setzen Sie sich intensiv mit der Patientin auseinander – entwickeln Sie eine OP-Strategie! „Schau'n mer mal" – gibt es im Fußball, aber nicht im OP!　❗

Sagen Sie vor Operationsbeginn klar an, **W**as **W**arum **W**ie gemacht werden soll und **W**elche Instrumente gebraucht werden – auch, wenn bereits spezielle Instrumenten-Siebe vorhanden sind. Das Suchen nach den richtigen Instrumenten verlängert die OP-Dauer unnötig und kann zu atmosphärischen Störungen im OP-Saal führen, die die Konzentration aller Akteure beeinflussen. Das massenweise Vorhandensein von Instrumenten macht diese nicht zu notwendigen Instrumenten.

> **Merke:** Mit wenigen Instrumenten erreicht man viel – mit den richtigen Instrumenten alles. Darum prüfe bevor Du Dich bindest, ob Du nachher auch das Richtige findest!　❗

Es macht keinen Sinn (und hebt garantiert nicht die Stimmung im OP), wenn man intraoperativ feststellt, dass die Fasszange nicht fasst, die Koagulationszange nicht koaguliert, die Schere nicht schneidet oder der Sauger nicht saugt. Deshalb ist es praktisch, *vor* Einbringen der Instrumente in den Situs prüfen zu lassen, ob die Instrumente funktionsfähig sind. Wenige gezielte Handgriffe der Instrumentaria ersparen dem Operateur unangenehme Überraschungen und tragen dazu bei, intraoperative Risiken zu minimieren. Für die Beschaffung neuer Instrumente ist die OP-Schwester jedoch nicht verantwortlich, was nicht vergessen werden sollte, falls mal wieder etwas nicht schneidet und es dementsprechend auch mal wieder länger dauert ...

1.5 Genaue Anatomiekenntnisse sind das GPS des Operateurs

Der wichtigste Prognosefaktor ist der primär behandelnde Arzt – der wichtigste Risikofaktor ist der Operateur. Eine Operation ist (meistens) nur ein Teil eines umfassenden Behandlungskonzeptes.

> **!** **Merke:** Die OP-Technik ist nicht alles – aber ohne OP-Technik ist alles nichts. Die OP-Technik muss auf gründlichen Kenntnissen der Anatomie und ständigem Training basieren.

Immer wieder lohnt es sich auch für den erfahrenen Operateur, vor einer Operation einen Blick in ein Standardwerk der operativen oder topografischen Anatomie zu werfen. Umso mehr gilt dies für den operativen Anfänger! Die normale topografische Anatomie der Organe, Gefäße und Nerven muss *präoperativ* jedem Operateur und jedem Assistenten klar und präsent sein. Es liegt in der biologischen Natur der Dinge, dass Sie während der Operation Abweichungen von Ihren Vorstellungen feststellen können und werden. Die lebendige Anatomie, wie Sie sie bei der Laparoskopie erleben, bietet Ihnen die Möglichkeit sich selbst zu korrigieren, zu lernen und im Lernprozess die Normalität und die Variabilität des menschlichen Körpers tiefer zu begreifen.

> **!** **Merke:** Unkenntnis führt zu Komplikationen. Verlassen Sie sich nicht darauf, dass es schon gut gehen wird – es wird nicht gut gehen!

1.6 Optimale Lagerung – Sicherheit für die Patientin und Handlungsfreiheit für den Operateur

Der Operateur ist juristisch für die Lagerung der Patientin verantwortlich. Die sachgerechte Lagerung ermöglicht erst die sachgerechte Operation. Komplikationen, wie Lähmungen, Verbrennungen oder Kompartment-Syndrom können vermieden werden (Abb. 1.2).

Zu den wichtigsten Punkten zählen:
- Bequeme Lagerung, ggf. Wachlagerung
- Sachgerechte Lagerung
    - Vermeidung von Druckpunkten
    - Unterpolsterung der Beine
    - Trockenheit nach Desinfektion
- Vermeidung von intraoperativen Unterkühlungen

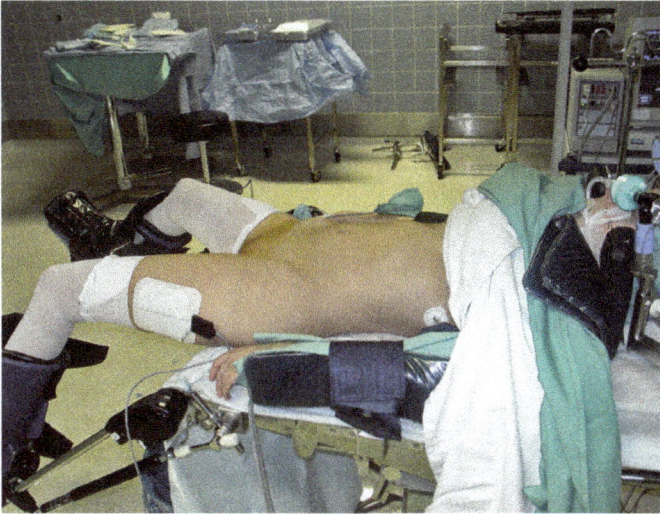

Abb. 1.2: Sachgerechte Lagerung der Patientin, bei der vaginal (z. B. Hysteroskopie) und laparoskopisch operiert werden muss. Die Arme sind angelagert und unterpolstert. Die Beine lagern in Maquet'schen Beinhaltern. Schulterstützen ermöglichen die eventuell intraoperativ notwendige maximale Kopftieflagerung. Plexus brachialis-Schädigungen werden so vermieden.

Überlassen Sie nichts dem Zufall! Lagern Sie selbst! Prüfen Sie selbst!

Merke: (Selbst-)Vertrauen ist gut – (Selbst-)Kontrolle ist besser...

1.6.1 Armanlagerung

Die Anlagerung beider Arme an den Körper ist wünschenswert und bei den meisten laparoskopischen Operationen möglich (Abb. 1.3). Die Armanlagerung vergrößert deutlich den Bewegungsradius der Operateure, die bei konventioneller 90-Grad-Armauslagerung besonders oft in eine unphysiologische, ermüdende Position gezwungen werden.

Voraussetzung für die bilaterale Armanlagerung sind:
- mehrere optimale venöse Zugänge für die Anästhesisten
- gemeinsame kollegiale Zusammenarbeit
- spezielle Armhalter und Kontrolle der Hände der Patientin

1.6.2 Kopftieflage und maximale Kopftieflage

Zu einer optimalen Operation im kleinen Becken gehört die Lagerung der Patientin in Kopftieflage. Dabei kommt es häufig ohne jegliche Manipulation zu einem Her-

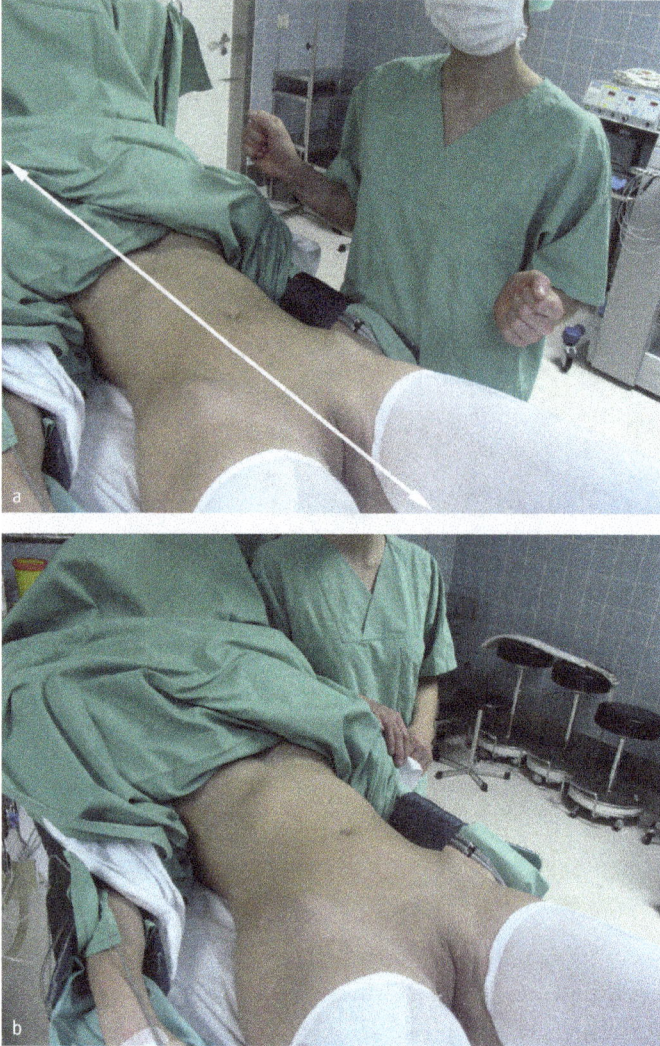

Abb. 1.3: Die beidseitig angelagerten Arme ermöglichen Operateur oder einem weiteren Assistenten einen maximalen Bewegungsradius von den Oberschenkeln (**a**) bis zu den Schultern der Patientin (**b**). Verrenkungen, wie sie bei der 90-Grad-Auslagerung der Arme oft beklagt werden, entfallen. Damit wird das OP-Team physisch weniger belastet und kann länger konzentriert arbeiten.

ausrutschen von sichtversperrenden Darmschlingen aus dem kleinen Becken (Abb. 1.4, Abb. 1.5). Sachgerecht angebrachte Schulterstützen erleichtern die Lagerung und verhindern das immer wieder befürchtete (aber noch nie beschriebene) Herunterrutschen der Patientin. Die Kopftieflagerung wird bei Elektiveingriffen erst nach Einbringen des Optiktrokars und nach gründlicher Inspektion der Mittel- und Oberbauchorgane vorgenommen.

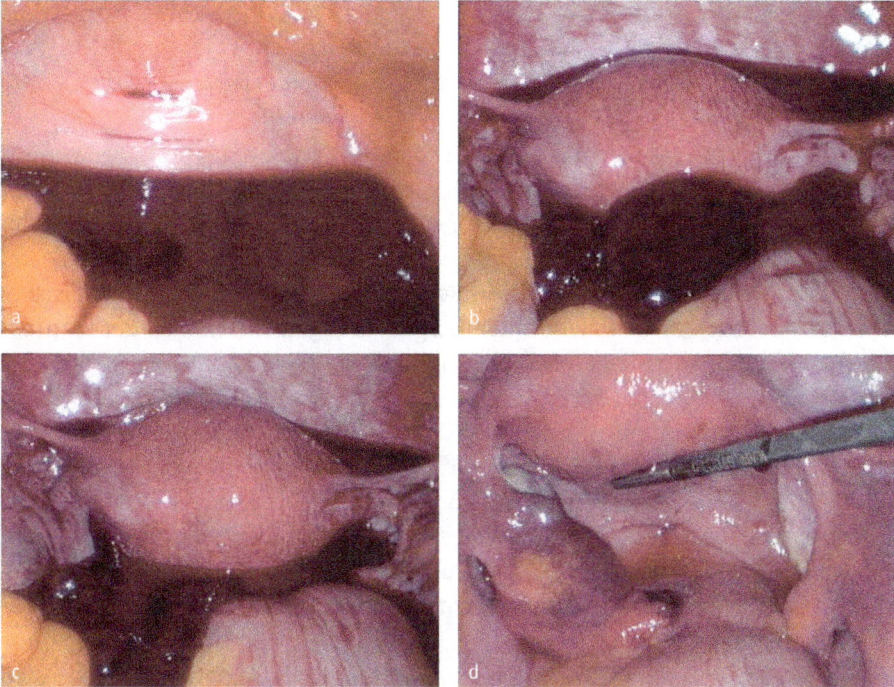

Abb. 1.4: Besonders bei der rupturierten Extrauteringravidität hat sich die maximale Kopftieflagerung bewährt. Oft versperren Blutmassen und geblähte Darmschlingen die Sicht (**a**) und erschweren das Auffinden der Blutungsquelle. Bringt man die Patientin in maximale Kopftieflage, stellt man sie also „fast auf den Kopf", so rutschen die Darmanteile und der darauf bzw. dazwischen liegende Blutkuchen in den Mittel- und Oberbauch (**b, c**). Die Sicht auf das innere Genitale wird plötzlich frei, der OP-Situs kommt näher und der Zugang zum OP-Gebiet (hier eine blutende Extrauteringravidität links) öffnet sich (**d**).

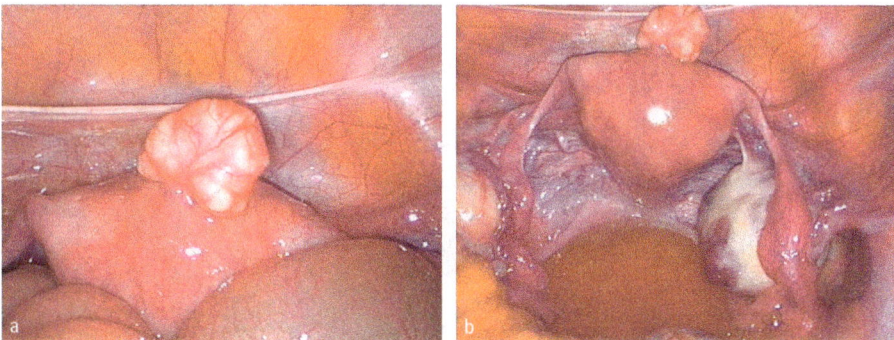

Abb. 1.5: Durch die maximale (optimale) Kopftieflagerung der Patientin ändert sich das einsehbare Operationsgebiet oft (nicht immer!) drastisch. Während zunächst der Darm die Sicht versperrt (**a**), rutscht er nach Lagerungsänderung in den Oberbauch und gibt den Blick in den Douglas-Raum frei (**b**). In jedem Fall lässt sich der Darm später besser in den Ober- oder Mittelbauch luxieren.

1.6.3 Ergonomie des Operierens

> **!** **Merke:** Arbeit ist gleich Kraft mal Weg (A = F × s). Leistung ist Arbeit pro Zeiteinheit.

Es ist klar, aber den meisten ÄrztInnen nicht immer bewusst, dass es in der Medizin nicht auf abstrakte „Arbeit" sondern auf *Leistung* ankommt. Somit spielt die *Arbeit* im physikalischen Sinne gerade beim Operieren eine wichtige Rolle. Daraus folgt u. a. auch, dass die Ergonomie des Operierens mehr Beachtung finden muss, denn unsere *Kraft* ist keine unerschöpfliche Ressource. Gerade beim laparoskopischen Operieren beobachtet man nicht selten Körperhaltungen, die einfach nur kraftraubend sind und langfristig gesehen nicht gesund sein können. Nutzen Sie deshalb folgende Hinweise (Abb. 1.7):

- Die Oberarme sollten während der OP möglichst herabhängen und mit den Unterarmen einen Winkel von ca. 90° bilden.
- Um dies zu erreichen muss der OP-Tisch maximal abgesenkt werden – oder der Operateur muss auf einen Tritt steigen (was häufig wegen der verschiedenen Funktionspedalen, z. B. für die Koagulation, schwierig sein kann).
- Der Operateur sollte gerade und entspannt stehen – denken Sie an die Hinweise zur Armanlagerung.
- Zu einem OP-Team gehören 2 Operateure und deshalb optimalerweise auch 2 Monitore (Abb. 1.6).

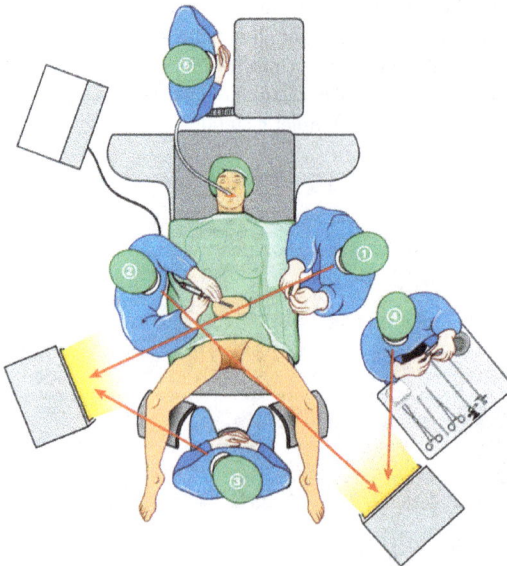

Abb. 1.6: Günstige Anordnung der Geräte und Positionierung der Operateure sowie der Assistentin im OP [aus: Mencaglia, Minelli, Wattiez 2007].
(1) erster Operateur; (2) zweiter Operateur; (3) erster Assistent; (4) OP-Schwester; (5) Anästhesist.

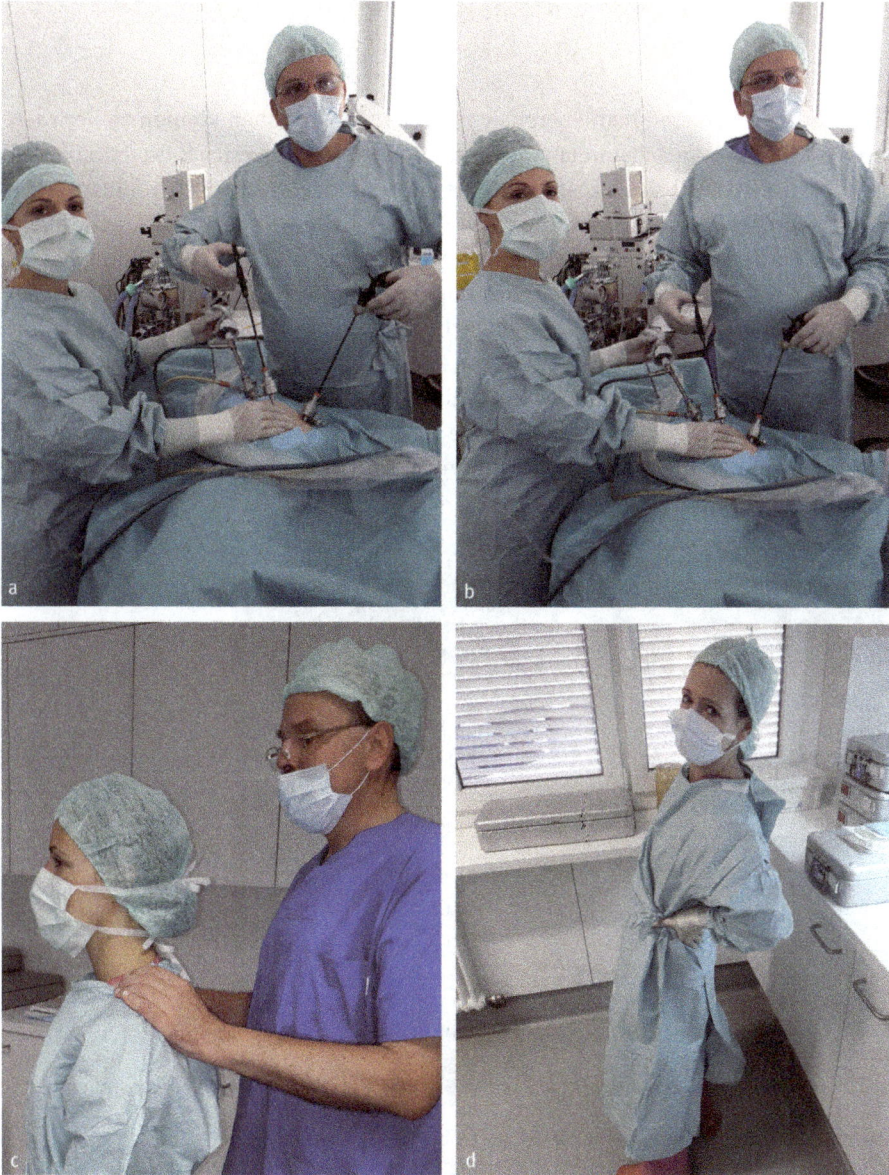

Abb. 1.7: Senken Sie das Niveau – aber nur das Niveau des OP-Tisches! Wichtig ist es, den gesamten OP-Tisch möglichst tief abzusenken, damit die Armhaltung der Operateure während des Eingriffes entspannt ist (**b**). Ist der Tisch zu hoch, wandern die Arme automatisch nach oben (**a**), was zu frühzeitiger Erschöpfung oder Verspannungen führen kann (**c**, **d**).

1.7 Vorausschauende Einteilung des OP-Gebietes – Entfernung führt näher ans Ziel

Viele Patientinnen sind heute bereits voroperiert. Operationen können zu Verwachsungen führen. Verwachsungen wiederum können die Lage der intraabdominalen Organe, hier speziell des Darmes oder des Omentums, dramatisch verändern. Die Anamnese muss bekannt sein, die alten Operationsprotokolle sollten nicht nur in der Akte vorliegen, sondern auch gelesen worden sein. Auch nach größeren Bauchoperationen kann durch die Wahl des Zuganges das Risiko von intraabdominalen Verletzungen, z. B. aufgrund von Verwachsungen oder adhärenten Darmabschnitten, minimiert werden. Alle Regionen des zukünftigen OP-Gebiets sollten auf Narben untersucht und in Zusammenhang mit eventuellen Beschwerden gebracht werden. Die gründliche Desinfektion und die sterile Abdeckung des Operationsgebiets muss deshalb vorausschauend alle Optionen für verschiedene Zugänge berücksichtigen (Abb. 1.8–Abb. 1.11).

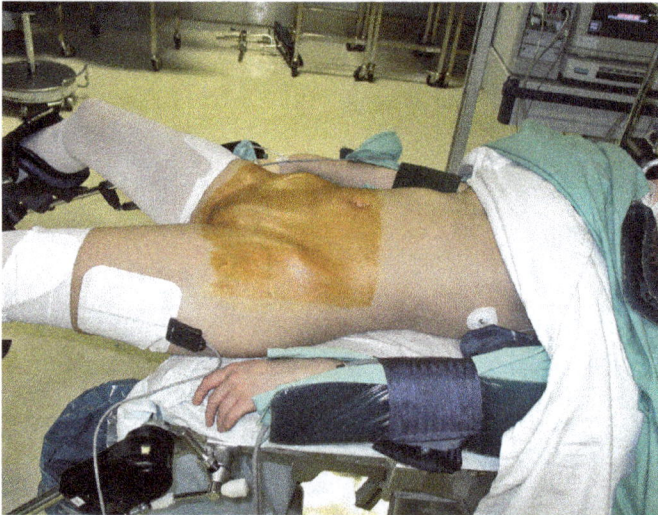

Abb. 1.8: Die Patientin ist zwar richtig gelagert, aber das Operationsgebiet ist nicht ausreichend desinfiziert worden. Im Ernstfall kann oberhalb des Bauchnabels kein weiterer Trokar ohne aufwendiges Neulagern und Abwaschen platziert werden.

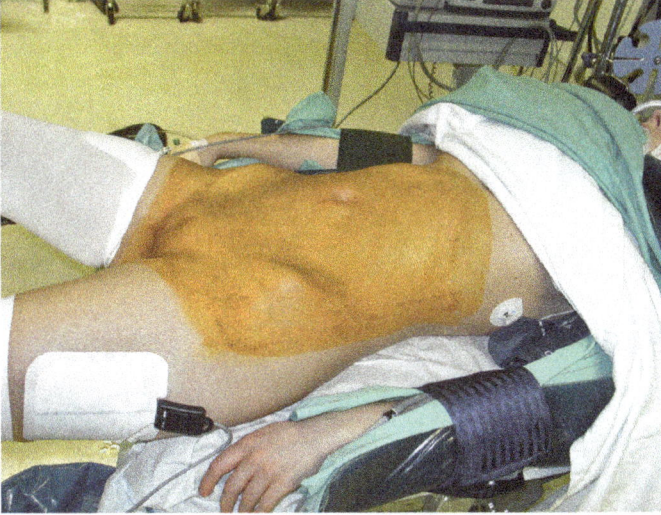

Abb. 1.9: Minimaler Aufwand – maximaler Nutzen. Die Patientin ist sachgerecht gelagert und die Desinfektion des prospektiven Operationsgebietes reicht bis zum Brustansatz. Intraoperativ ist die Platzierung weiterer Trokare nun problemlos möglich.

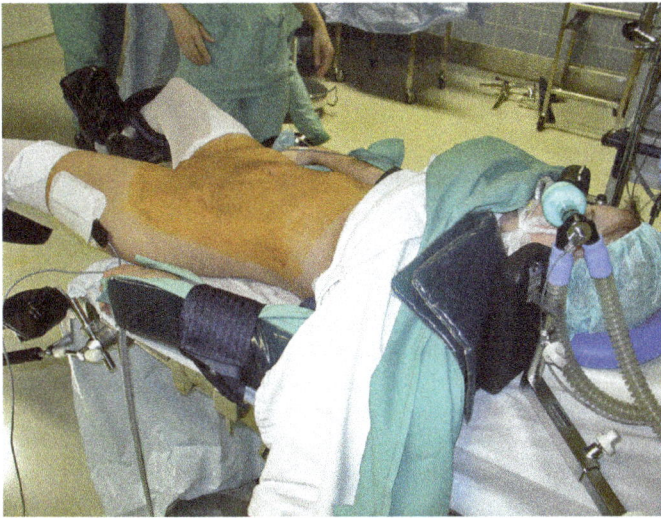

Abb. 1.10: Das Anbringen von Schulterstützen ermöglicht problemlos die intraoperative maximale Kopftieflagerung. Das von den Kollegen der Anästhesie immer wieder befürchtete *„Runterrutschen vom OP-Tisch"* ist so definitiv unmöglich. Zeitlicher Mehraufwand bei der präoperativen Lagerung: maximal 2 Minuten pro Schulterstütze!

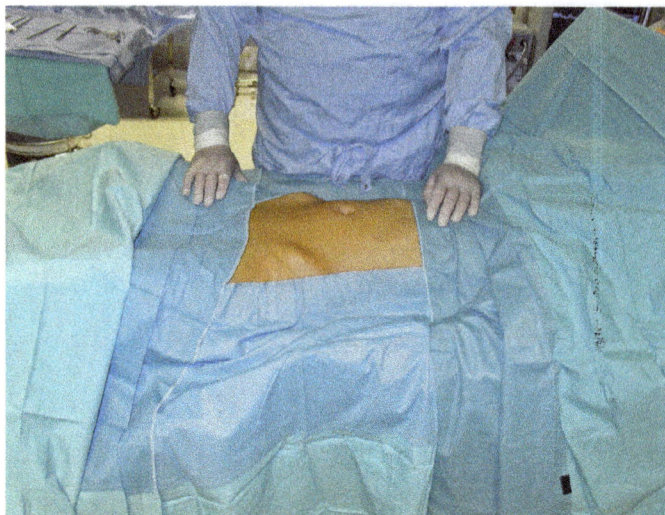

Abb. 1.11: Das Operationsgebiet ist abgedeckt. Die Leitstrukturen (Spinae, Nabel und Rippenbögen) sind gut erkennbar. Der Tisch ist maximal tief gestellt. Die Arme des Operateurs „hängen" bequem.

1.7.1 Der periumbilicale Zugang

Der periumbilikale Zugang ist der Standardzugang bei der nicht voroperierten Patientin (Abb. 1.12). Zuvor sollte man sich noch einmal die Anatomie der Bauchdecke vergegenwärtigen (Abb. 1.13–Abb. 1.16). Die Hautinzision kann quer oder längst in den Nabelbereich gelegt werden. Mit einer Präparierschere kann das Gewebe bis zur Fascie zusätzlich sanft abgeschoben werden. Bei adipösen Patientinnen sollte der Einstich mit der funktionsgeprüften Veres-Nadel möglichst senkrecht erfolgen, während bei schlanken Frauen der Einstich in Richtung Uterus zielt. Es ist immer sinnvoll, vor dem Einsetzen der Veres-Nadel noch einmal die großen Gefäße zu palpieren. Beim Einführen der Veres-Nadel immer den Aspirationstest und die Semm'sche Wasserprobe durchführen!

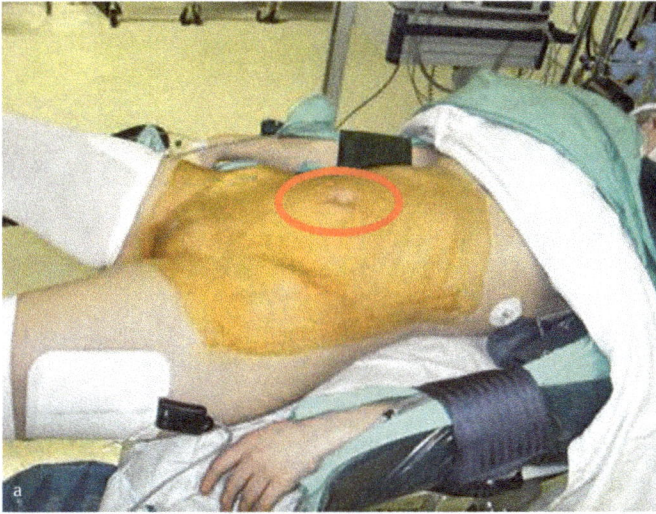

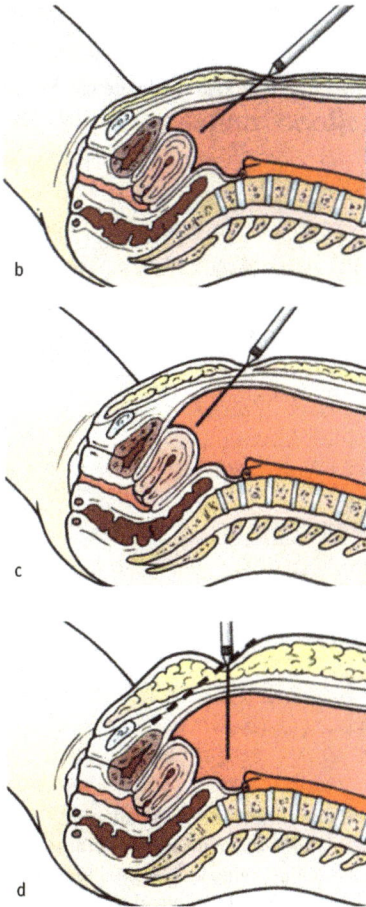

Abb. 1.12: Gerade bei jungen Patientinnen muss heute häufig präoperativ ein Bauchnabel-Piercing passager entfernt werden. Umso höher sollte hier auch der Anspruch des Operateurs an die Nabelkosmetik sein (**a**). Dazu gehört auch eine ausgiebige Nabel-desinfektion, ggf. unter Verwendung eines kleinen Präpariertupfers. Der Bauchnabel stellt die dünnste Stelle der Bauchdecke dar. Die Richtung, mit der man die Veres-Kanüle in neutraler Lage einführt, bevor man in die Trendelenburg-Lagerung übergeht, hängt vom Body-Mass-Index (BMI) der Patientin ab: (**b**) normaler BMI; (**c**) Übergewicht sowie (**d**) Patientin mit Adipositas [aus: Isaacson 2006].

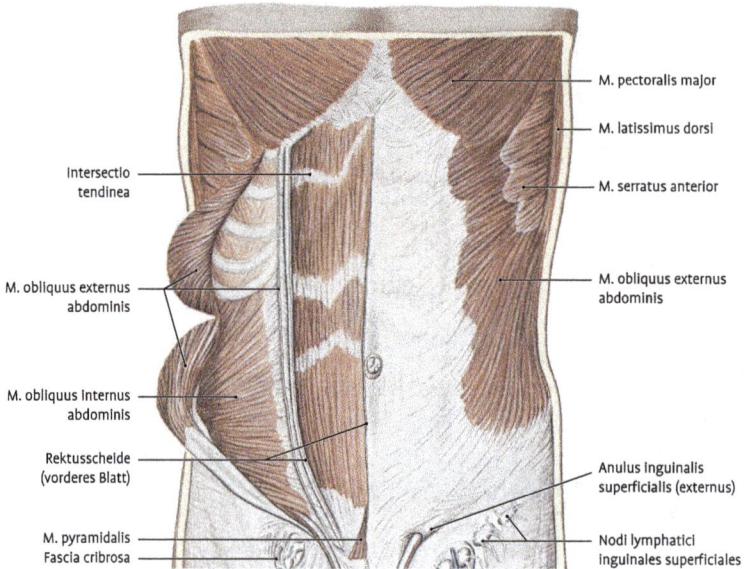

M. pectoralis major

M. latissimus dorsi

M. serratus anterior

M. obliquus externus abdominis

Anulus inguinalis superficialis (externus)

Nodi lymphatici inguinales superficiales

Intersectio tendinea

M. obliquus externus abdominis

M. obliquus internus abdominis

Rektusscheide (vorderes Blatt)

M. pyramidalis
Fascia cribrosa

Abb. 1.13: Die Bauchmuskeln.
Rechts: M. obliquus externus abdominis aufgeklappt, vorderes Blatt der Rektusscheide entfernt; links: M. obliquus externus abdominis [Waldeyer 2012].

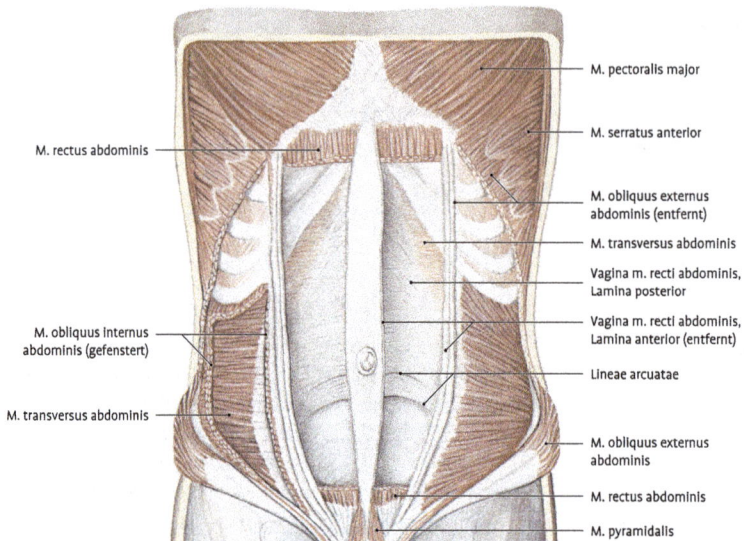

M. pectoralis major

M. serratus anterior

M. obliquus externus abdominis (entfernt)

M. transversus abdominis

Vagina m. recti abdominis, Lamina posterior

Vagina m. recti abdominis, Lamina anterior (entfernt)

Lineae arcuatae

M. obliquus externus abdominis

M. rectus abdominis

M. pyramidalis

M. rectus abdominis

M. obliquus internus abdominis (gefenstert)

M. transversus abdominis

Abb. 1.14: Bauchmuskeln (tiefe Lage).
Rechte Körperseite: M. obliquus externus abdominis zum Teil entfernt, M. obliquus internus abdominis gefenstert; linke Körperseite: M. obliquus externus abdominis teilweise entfernt, beide Seiten: Zur Darstellung des hinteren Blattes der Rektusscheide beide Mm. Recti abdominis durchtrennt und mit dem vorderen Blatt der Rektusscheide entfernt [Waldeyer 2012].

Vagina m. recti abdominis
(Lamina anterior) Cutis

Tela subcutanea
M. obliquus ext.
M. obliquus int. } abd.
M. transversus

Linea alba Vagina m. recti abdominis Peritoneum Fascia
(Lamina posterior) transversalis

a

Peritoneum Fascia
transversalis

b

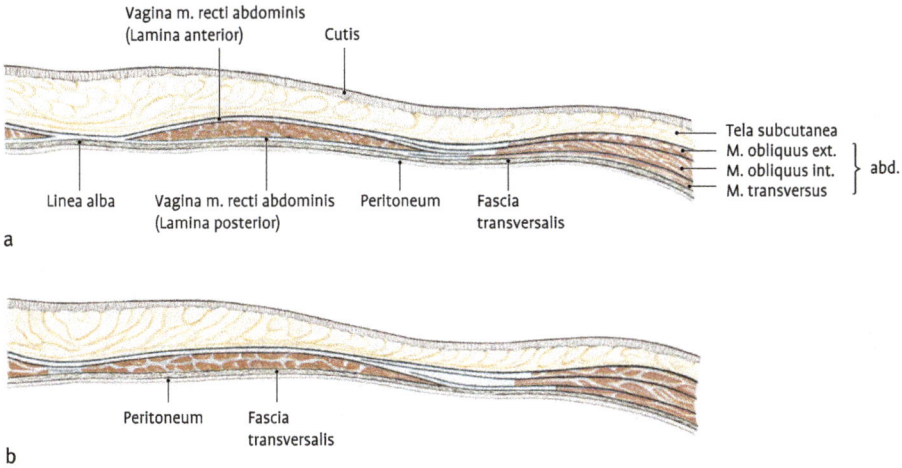

Abb. 1.15: Ventrale Bauchwand (Querschnitt),
a: oberhalb, b: unterhalb der Linea arcuata [Waldeyer 2012].

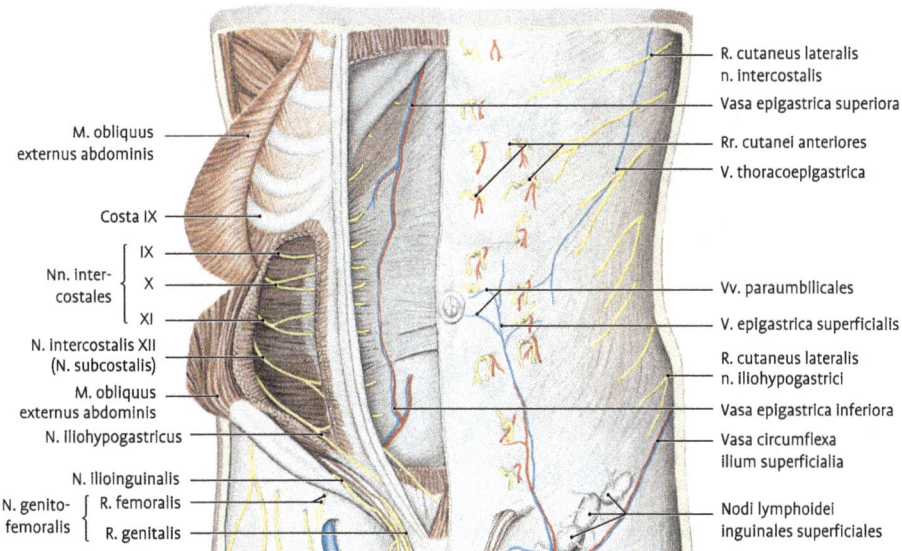

R. cutaneus lateralis
n. intercostalis

Vasa epigastrica superiora

M. obliquus
externus abdominis

Rr. cutanei anteriores

V. thoracoepigastrica

Costa IX

IX

Nn. inter- X
costales

XI

Vv. paraumbilicales

V. epigastrica superficialis

N. intercostalis XII
(N. subcostalis)

M. obliquus
externus abdominis

N. iliohypogastricus

R. cutaneus lateralis
n. iliohypogastrici

Vasa epigastrica inferiora

Vasa circumflexa
ilium superficialia

N. ilioinguinalis

N. genito- { R. femoralis
femoralis { R. genitalis

Nodi lymphoidei
inguinales superficiales

Abb. 1.16: Gefäße und Nerven der vorderen Bauchwand.
Linke Körperseite oberflächliche Lage, rechte Körperseite tiefe Lage: M. rectus abdominis
entfernt, seine Rr. musculares abgeschnitten. Auf dem hinteren Blatt der Rektusscheide:
Anastomose der Vasa epigastrica superiora et inferiora. M. obliquus externus abdominis teils
entfernt, teils nach lateral geklappt, M. obliquus internus abdominis gefenstert [Waldeyer 2012].

1.7.2 Der linksinfracostale Zugang

Besonders bewährt hat sich bei voroperierten Patientinnen der linksinfracostale Zugang im Bereich des Palmer-Punktes (Abb. 1.17). Aufgrund der anatomischen Gegebenheiten finden sich in dieser Region auch nach großen Operationen im kleinen Becken *fast* nie Verwachsungen. Keine Regel ohne Ausnahme! Jeder Operateur, der Verklebungen des Netzes oder des Darmes mit der vorderen Bauchwand und der Umbilicus-Region kennt, wird besonders bei Patientinnen mit Unterbauchlängsschnitten dankbar diesen Zugang wählen. Nachteil: bei sehr schlanken Patientinnen kann es gelegentlich zu einem Hautemphysem im Thoraxbereich kommen. Die operative Sicherheit wächst durch den linksinfracostalen Zugang somit mit dem Abstand zum eigentlichen OP-Gebiet und man kommt schneller und gefahrloser zum Ziel. Das Einlegen einer Magensonde durch die KollegInnen der Anästhesie sollte obligat sein.

Es gibt vereinzelt auch Berichte über transvaginal-kuldoskopische und transfundale Zugänge für den Aufbau eines Kapnoperitoneums (Kapno = CO_2), die sich jedoch bisher nicht durchgesetzt haben.

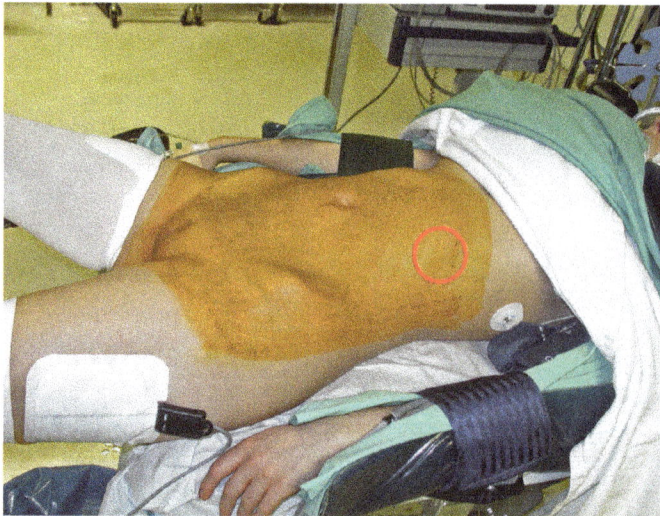

Abb. 1.17: Der linksinfracostale Zugang im Bereich des Palmer-Punktes für den Aufbau des Pneumoperitoneums und für die Platzierung des Optiktrokars ist meistens auch bei voroperierten Patientinnen sicher und möglich. Der Optiktrokar kann nach Kontrolle der Bauchwand dann unter Sicht in der Nabelgrube eingebracht werden.

1.7.3 Der Blick zurück

Für die Positionierung der Kamera-Optik werden spezielle Optiktrokare verwendet und in die Bauchdecke eingebracht. Überwiegend finden heute in der operativen Gynäkologie noch – trotz vorhandener Alternativen – die scharfen-konischen oder

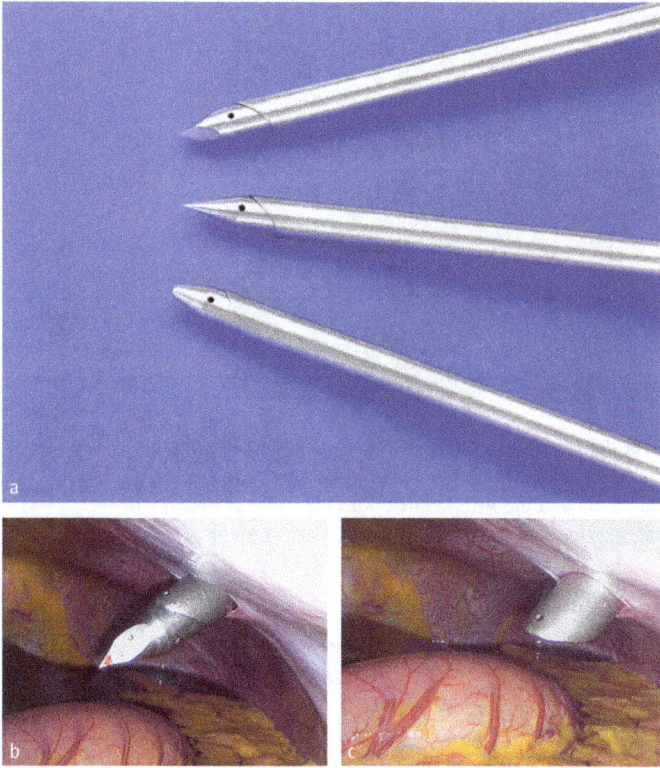

Abb. 1.18: Trokare, die heute Verwendung finden (**a**). Der Blick zurück (**b, c**) – trotz kompliziertem Eingehen mit dem Optiktrokar ist in der Einstichrichtung keine Verletzung nachweisbar. Im Zweifelsfall sollte man anstelle eines Arbeitstrokares einen weiteren Optiktrokar im Unterbauch platzieren und nun von hier den ersten Einstich kontrollieren. Darmverletzungen können so rechtzeitig erkannt – und versorgt werden.

die scharfen dreikantgeschliffenen Trokare Verwendung (Abb. 1.18 a). Die Betonung liegt hierbei immer auf *scharf*. Ungeachtet aller Vorsicht und ungeachtet der Einhaltung aller operativen Regeln kann es dennoch zu Verletzungen kommen, die in der Richtung des Einstiches liegen. Selbst sogenannte Sicherheitstrokare schützen davor nicht hundertprozentig. Es empfiehlt sich deshalb *immer* mit der Optik von einem Unterbaucheinstich aus der „Blick zurück", um unbemerkte Verletzungen rechtzeitig zu erkennen und zu beheben – oder auszuschließen (Abb. 1.18 b, c).

1.7.4 Positionierung der Arbeitstrokare

Es gilt der Grundsatz, dass operative Sicherheit und optimale Instrumentenführung vor Kosmetik gehen. Die althergebrachten zwei „kosmetischen" Einstiche im Schamhaarbereich sind für die moderne operative Laparoskopie im kleinen Becken

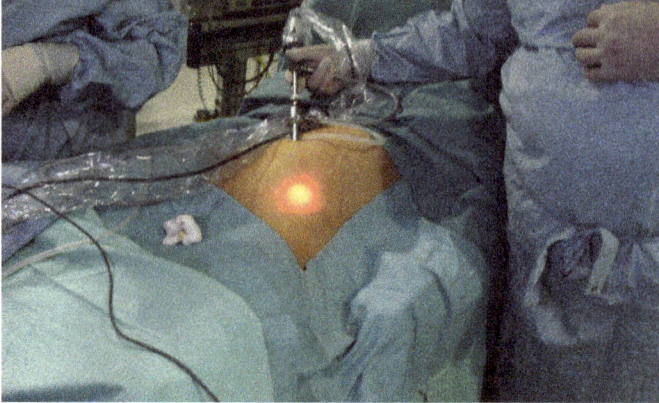

Abb. 1.19: Diaphanoskopie vor der Hautinzision und dem sachgemäßen Einbringen des linksseitigen 5-mm-Arbeitstrokars oberhalb der Spina iliaca anterior superior. Die Arteria epigastrica superficialis und die Arteria circumflexa können so besonders bei schlankeren Patientinnen gut vor dem Hauteinstich visualisiert werden.

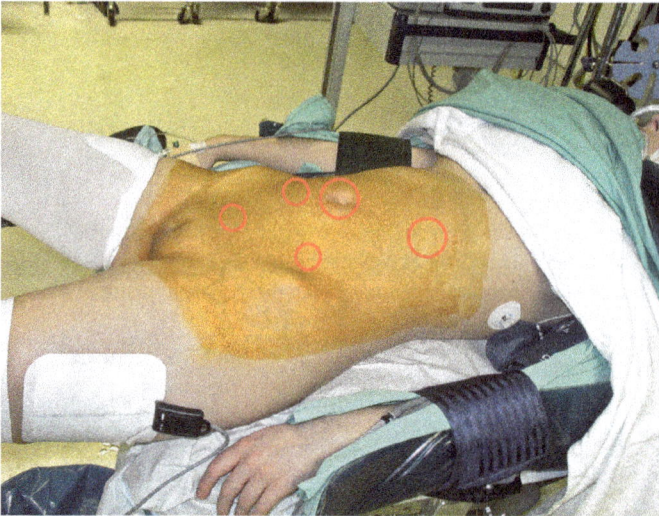

Abb. 1.20: Optimale Platzierungsmöglichkeiten von Optik- und Arbeitstrokaren. Die alleinige („kosmetisch günstigere") Nutzung des Schamhaarbereiches führt aufgrund der eingeschränkten Bewegungsmöglichkeiten der Arbeitstrokare in der Regel auch nur zu „kosmetischen" Eingriffen.

nur bedingt oder gar nicht mehr geeignet (Abb. 1.19). Optimale Bewegungsfreiheit erhält der Operateur, wenn zwei Arbeitstrokare rechts bzw. links 2 cm über und 2 cm medial der Spina iliaca eingesetzt werden. Da *zwei Operateure* am OP-Tisch stehen, die gemeinsam operieren, wird ein dritter Trokar im Bereich der oberen Schamhaargrenze platziert. Der links neben der Patientin stehende 1. Operateur be-

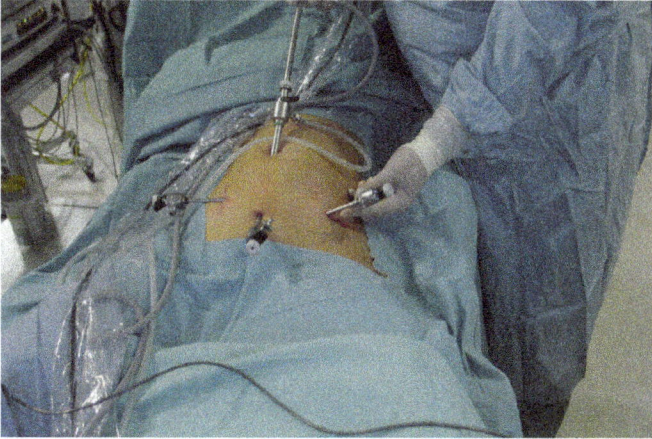

Abb. 1.21: Platzierung der Instrumente für die operative Laparoskopie. Der erste Operateur steht links und führt durch den mittleren sowie den linken Trokar seine Instrumente. Der zweite Operateur steht rechts von der Patientin, führt die Kamera und operiert aktiv mit seinem Instrument rechts. Beachte: alle Schläuche und Kabel befinden sich immer auf der Seite des Kamera-Operateurs (rechts von der Patientin).

dient sich eines links-lateralen und eines medialen Trokars, während der rechts neben der Patientin stehende 2. Operateur einen rechts-lateralen Trokar benutzt und die Kamera führt (Abb. 1.20, Abb. 1.21). Oft ist es im Falle des linksinfracostalen Zuganges sehr hilfreich, diesen Zugang mit einem zusätzlichen, vierten Trokar zu armieren (wofür allerdings ein weiterer Operateur benötig wird ...).

1.7.5 Ordnung ist das ganze Leben

Jede OP-Schwester wird meist nicht nur die Stirn runzeln, wenn sich der Operateur auf dem OP-Tisch selbst bedient. Sie ist für die Ordnung auf dem OP-Tisch verantwortlich. Instrumente gehören nach Benutzung wieder auf den OP-Tisch der Instrumentaria, wo sie für den nächsten Einsatz während der Operation vorbereitet und gesäubert werden (Abb. 1.22). Instrumente werden nicht auf dem OP-Gebiet abgelegt. So wird die Gefahr verringert, dass Instrumente in den unsterilen Bereich rutschen und ersetzt werden müssen.

Merke: Sammle Erfahrung – keine Instrumente!

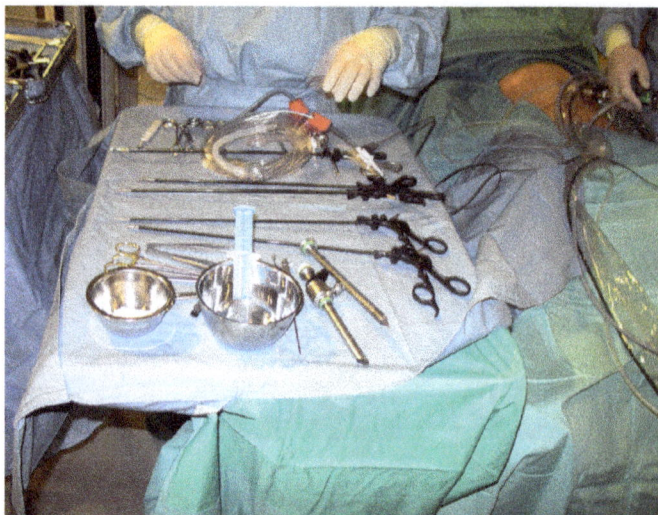

Abb. 1.22: Ordnung muss sein – besonders auf dem OP-Tisch und auf dem OP-Gebiet. Auch hier gilt: Weniger ist oft mehr.

1.8 Volle Blase – verlorene Zeit

Eine leere Blase liegt nie im endoskopischen Operationsgebiet. Dies und der Wunsch, eine mögliche Blasenirritation zu vermeiden, verleitet dazu, keinen Blasenkatheter zu legen, sondern die Blase präoperativ nur zu entleeren. Dauert die Operation dann doch mal wieder etwas länger, so füllt sich die Blase und legt sich kissenförmig ins Operationsgebiet. Sie wird zum Operationshindernis und muss nun mit viel Aufwand und Gefahren für die Sterilität durch intraoperatives Einlegen eines Blasenkatheters entleert werden (Abb. 1.23).

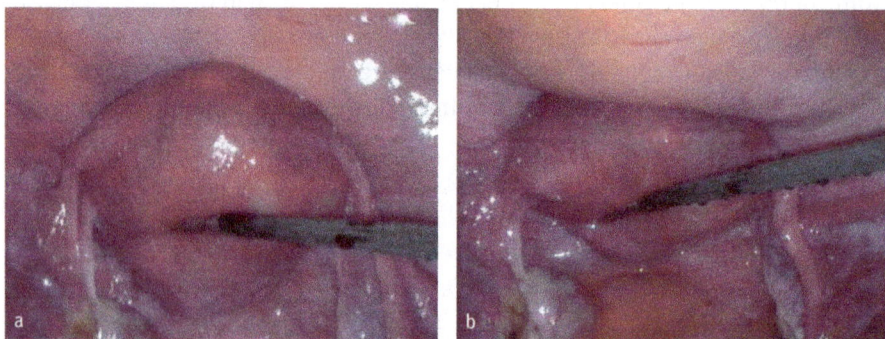

Abb. 1.23: Bei leerer Blase lässt sich der Uterus problemlos anheben (a). Läuft die Blase voll, weil kein Blasenkatheter gelegt wurde, drückt die Blase kissenförmig ins OP-Gebiet (b).

> **Merke:** Zu jeder größeren laparoskopischen Operation sollte das Einlegen eines Blasenkatheters gehören, der nach der Operation sofort entfernt – oder belassen werden kann.

Der Blasenkatheter bietet zudem den Vorteil, dass im Bedarfsfall die Blase retrograd ohne viel Aufwand aufgefüllt werden kann. Dieser Operationsschritt ist z. B. bei der LAVH manchmal günstig, wenn das Peritoneum der Blasenumschlagsfalte und das Spatium vesicouterinum präpariert werden. Außerdem kann bei dem geringsten Verdacht auf eine operative Blasenverletzung oder nach der Blasennaht problemlos die Dichtigkeit der Blase durch retrograde Blasenauffüllung geprüft werden.

1.9 Luft im Beutel = Loch in der Blase

Mitten in der Operation hören Sie die nachdenkliche Stimme der Anästhesistin oder der OP-Schwester: *„Komisch. Hier ist Luft im Blasenbeutel. Ist das normal?"* Nein, das ist nicht normal – es sei denn in der Blase ist ein Loch, was bei Verletzungen oder – gezielt – bei Blasenoperationen vorkommen kann (Abb. 1.24).

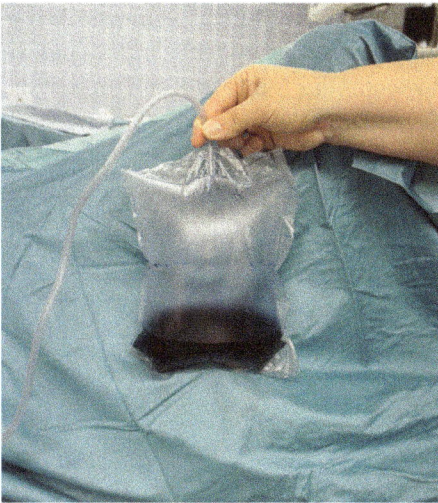

Abb. 1.24: Durch den intraabdominellen Druck wird CO_2 auch durch kleine Blasenläsionen in den Dauerkatheter gedrückt. Jetzt heißt es, Loch suchen und Loch stopfen!

1.10 Die sehr adipöse Patientin

Prinzipiell hat auch eine adipöse Patientin keine andere Anatomie als eine schlanke Frau. Sie hat eben nur „mehr davon", was laparoskopische Eingriffe erschweren kann (Abb. 1.25). Studien zeigten jedoch, dass Operationszeit und Blutverlust bei

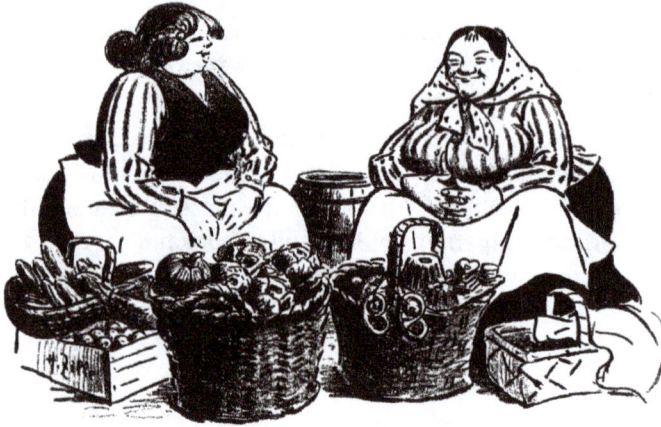

Abb. 1.25: Die korrekte Platzierung der Instrumente ermöglicht auch bei *starken* Frauen ein korrektes endoskopisches Operieren, stellt jedoch an Operateure, Assistenten und Anästhesisten aufgrund der intraabdominellen Verhältnisse (Omentum, Darm) oft höhere Anforderungen – denken Sie nur an die *offene* paraaortale Lymphadenektomie bei adipösen Frauen [aus: Zille, H., Berliner Geschichten und Bilder, Wiesbaden 2003].

verschiedenen Typen von endoskopischen Operationen – keineswegs jedoch bei allen! – *nicht* grundsätzlich vom Body-Mass-Index (BMI) abhängen.

Trotzdem: die in der modernen Industriegesellschaft häufiger werdende Adipositas stellt alle OP-Teams vor neue Herausforderungen, man denke nur an das erhöhte Risiko für Wundheilungsstörungen sowie für das Auftreten von Thrombosen oder Embolien. Hinzu kommen häufig relevante kardiopulmonale, Stoffwechsel- und andere Zusatzerkrankungen. Mit akribischem präoperativem Risikomanagement, stabileren Operationstischen, speziellen (längeren) Instrumenten und mit permanentem Training der Operateure (Cave: erhöhtes Komplikationsrisiko!) wird versucht, sich darauf einzustellen.

Andreas D. Ebert

2 Ein Bild sagt mehr als 1000 Worte (F. R. Barnard)

2.1 Wie Sie den Oscar für die beste Kameraführung bekommen

Wenn Sie sich an die nun folgenden Tipps halten, so ist Ihnen die Verleihung des endoskopischen *„Oscars für die beste Kameraführung"* gewiss. In der alltäglichen klinischen Realität führt die Beachtung der Empfehlungen in jedem Fall zu einer kontinuierlichen Optimierung der Operationsabläufe, zu einer Verbesserung der Operationssicherheit und zu einer Reduzierung der Komplikationen.
- Das Bild hat keinen „Rand" (Grenzenlose Sicht!)
- Die Ausleuchtung ist optimal (Licht! Mehr Licht!)
- Die Optik ist nicht beschlagen – das Bild ist scharf (Adlerauge)
- Das Operationsgebiet ist immer in Bildmitte
- Die Instrumente sind stets in Sicht (sehen und gesehen werden ...)
- Die Kamera wird ruhig geführt – Wiener Walzer – kein Rock'n'Roll!

2.2 Grenzenlose Sicht – das Bild hat im Monitor keinen Rand

Unabhängig davon, welchen Optiktyp man einsetzt, das Bild im Monitor muss gut ausgeleuchtet sowie scharf eingestellt sein und darf nicht durch Einblendung des Optiktrokars eingeengt werden (Abb. 2.1). Das Bild hat keinen Rand! Oft ist es einfach hilfreich den Optiktrokar ein kleines Stück zurückzuziehen, um die Kameraführung zu optimieren und den Rand verschwinden zu lassen. Die modernen HDTV-Monitore liefern auch in dieser Hinsicht hier heute schon neue Standards.

Merke: You'll get what you see.

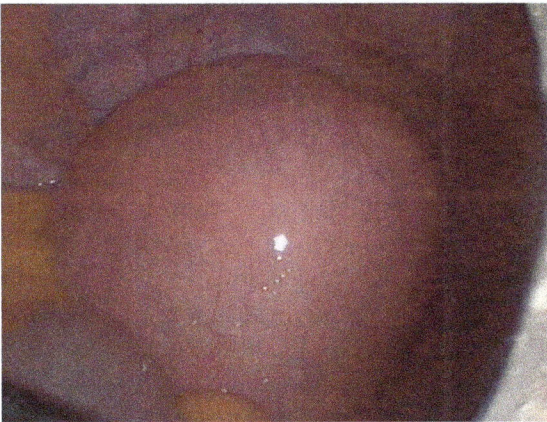

Abb. 2.1: Beliebte „Anfängerfehler" – das Bild ist nicht ganz scharf, etwas zu dunkel und hat außerdem einen Rand (rechts), weil die Optik nicht optimal positioniert wurde. Die Optik steckt noch teilweise im Optiktrokar. Sicht und Arbeitsmöglichkeiten sind begrenzt. Nachjustierung ist notwendig.

https://doi.org/10.1515/9783110560602-002

2.3 Licht! Mehr Licht!

Johann Wolfgang von Goethe – so überliefert es die Geschichte – soll auf seinem Totenbett ausgerufen haben: „Licht! Mehr Licht!". Der berühmte Dichter, Staatsmann und Naturwissenschaftler gehörte zweifelsfrei *nicht* zu den Begründern der modernen Laparoskopie, sein Ausruf sollte dennoch in den Erfahrungsschatz jedes Operateurs einfließen (Abb. 2.2).

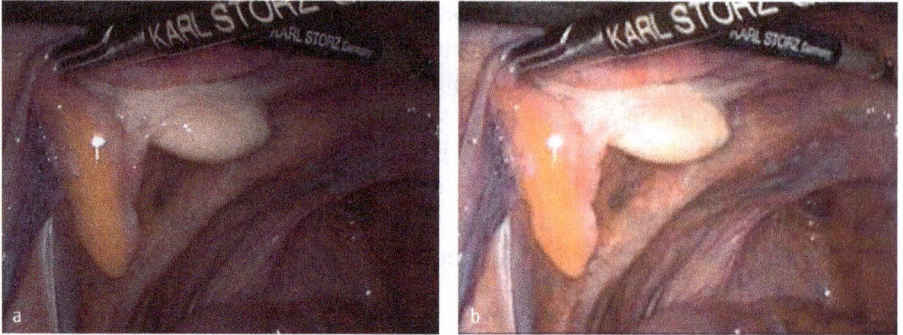

Abb. 2.2: Das Bild ist zu dunkel (**a**). Fehlermöglichkeiten: kein Weißabgleich, Lichtquelle nicht richtig eingestellt. Im rechten Bild werden bei optimaler Ausleuchtung die Strukturen deutlicher (**b**).

2.4 Operation „Adlerauge"

Adler sind für ihr unübertroffenes Sehvermögen berühmt. Wie der Blick eines Adlers, so muss das Bild auf dem Monitor *immer* scharf sein. Unscharfe Einstellungen bei fehlendem Autofokus oder durch verschmierte oder beschlagene Optiken gehören nicht zur Operation. Hier beginnt die Verantwortung des Kamera-Operateurs.

> **!** **Merke:** Der Kamera-Operateur ist *das* Auge des ganzen OP-Teams. Wenn er oder sie nichts sieht – sieht keiner etwas!

Wenn Sie bemerken, dass der erste Operateur versucht mit seinen Augen immer näher an seinen Monitor zu kommen, um besser sehen zu können, dann stimmt etwas nicht! (Abb. 2.3). Spätestens jetzt muss der Kamera-Operateur in sich gehen und an Rand, Licht, Schärfe und Ruhe denken – und danach handeln!

Häufig wird in der Hitze des Gefechts eine simple Regel vergessen, mit der verhindert werden kann, dass die Optik gleich beim Einführen in den Situs verschmutzt. Es handelt sich um die *„Drück auf's Ventil"*-Regel. Wer nicht rechtzeitig das Ventil des Optiktrokars beim Einführen der Optik drückt, öffnet das Ventil mechanisch mit der Optik. Dabei kommt es regelmäßig zur Verschmutzung der Optik mit Fett oder Flüssigkeiten (Abb. 2.4).

Merke: Sehen Sie klar, bevor Sie etwas tun! Angewärmte Optiken, Antibeschlag-Tücher und das rechtzeitige Drücken des Optikventils verbessern die Sicht.

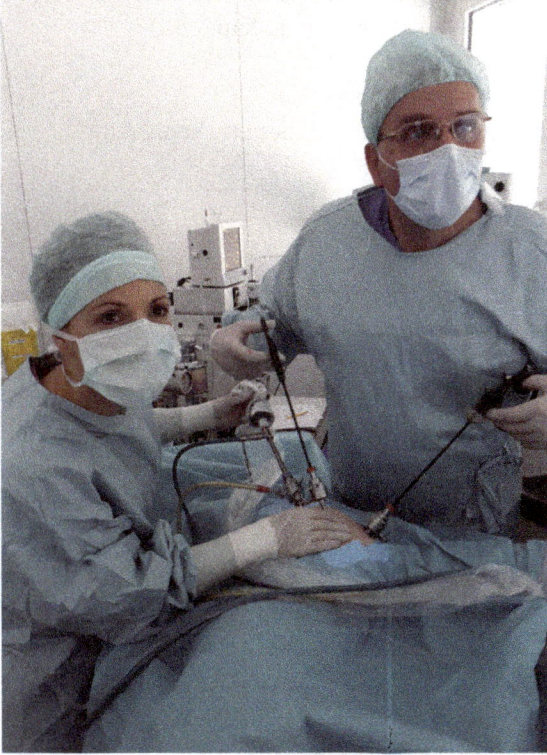

Abb. 2.3: Der Operateur und seine Assistentin versuchen, sich vorbeugend, besser zu sehen. Natürlich haben wir diese Szene speziell für Sie im OP nachgestellt (...).

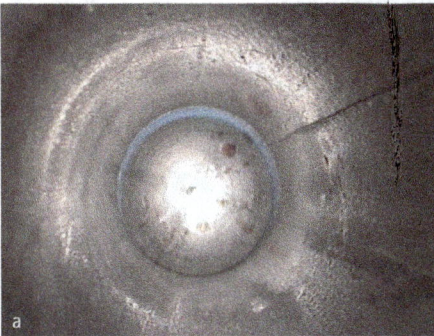

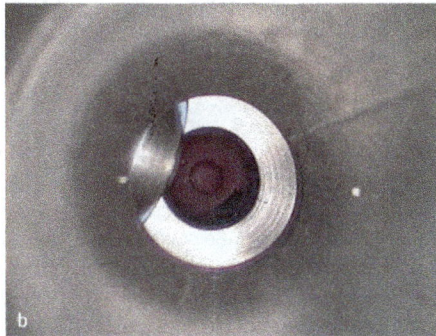

Abb. 2.4: Drücke beim Einführen der Optik auf das Trokar-Ventil. Das Sicherungsventil im Optiktrokar verschmutzt während der Operation durch Flüssigkeiten, wie Blut oder Fettbestandteile (**a**). Schiebt man die Optik durch das geschlossene Ventil, so hat man sofort ein verschmiertes Bild. Öffnet man rechtzeitig das Ventil, so spart man Zeit und Nerven (**b**).

2.5 Orientierung „light" – feste Größen im kleinen Becken

Bereits zu Beginn oder im Verlauf so mancher Operation steigt ein mehr oder weniger frommer Wunsch gen Himmel, weil es aufgrund eines komplizierten Situs (oder Teilsitus) schwer möglich ist oder scheint, sich gefahrlos zu orientieren. Was tun?
1. Ruhe bewahren, durchatmen und GPS einschalten (s. Kap. 2.5.1)
2. nach Leuchttürmen Ausschau halten (s. Kap. 2.5.1)
3. die Zeichen der Wasserwaage beachten (s. Kap. 2.5.2)
4. auf unberührten Pfaden in unberührte Räume wandern (s. Kap. 2.5.3)

2.5.1 Leuchttürme bei schwerer See

Für die Orientierung an den Küsten bei schwerer See wurden in vergangenen Zeiten die Leuchttürme erfunden – und für die Orientierung an Land die Landkarten. Ähnlich ist es bei der Laparoskopie. Zur Orientierung im kleinen Becken müssen feste Größen definiert werden, damit man auch bei unübersichtlichen, schwierigen Verhältnissen weiß, wo man sich befindet. Besonders geeignet sind hierfür die Iliaca-externa-Gefäße (Abb. 2.5) und das jeweilige Ligamentum umbilicale laterale (Abb. 2.6). Diese *Leuchttürme* (oder neudeutsch: *landmarks*) sind immer vorhanden und einsehbar oder zumindest anatomisch leicht darstellbar. Von ihnen ausgehend lassen sich – wie mit einem GPS – die weiteren operativen Schritte sicher unternehmen.

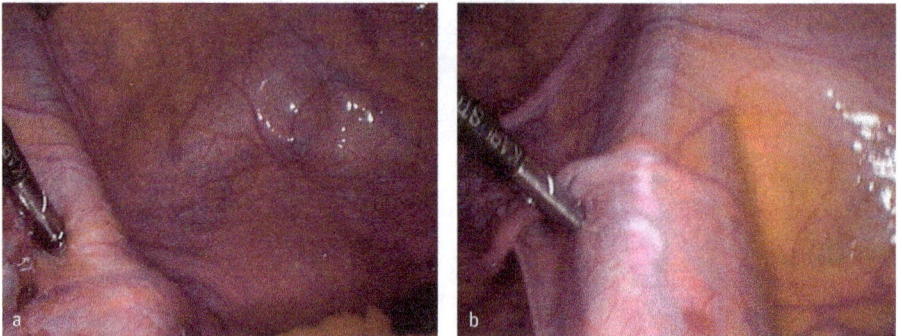

Abb. 2.5: Die Iliakalgefäße sollten immer gleich im Bild positioniert werden. Die normale Anatomie der Gefäße gibt die Lage auf dem Monitor vor: die linke Arteria iliaca externa zeigt auf 11 Uhr (**a**), während die rechte Arteria iliaca externa etwa auf 13 Uhr weist (**b**).

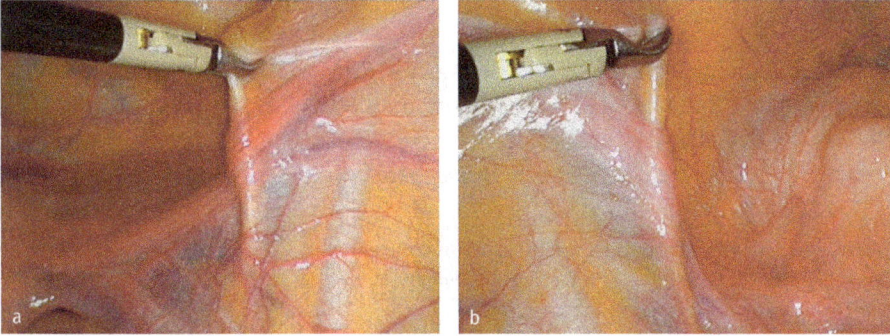

Abb. 2.6: Das Ligamentum umbilicale laterale kann gewöhnlich auf der rechten (**a**) und linken Seite (**b**) neben den entsprechenden Iliacalgefässen auch bei adipösen Patientinnen problemlos identifiziert werden. Es ist die natürliche Fortsetzung der Arteria iliaca interna, an dem auch – wenn nötig – ziehen kann (sog. „Ring-the-Bell"-Manöver nach Schneider).

2.5.2 Das Prinzip der Wasserwaage

Häufig finden sich im Douglasbereich physiologische, pathologische oder iatrogene Flüssigkeitsansammlungen. Diese Flüssigkeit erleichtert die richtige Positionierung der Optik, da ein Wasserspiegel immer horizontal ist. Sie können sich davon in jeder Kaffeetasse nach der Operation (oder besser davor) überzeugen! Seit Jahrtausenden, spätestens jedoch seit Archimedes, findet dieses Prinzip der Wasserwaage Anwendung – nutzen Sie es nun auch für Ihre Kameraführung (Abb. 2.7).

Merke: Wasser ist immer horizontal!   !

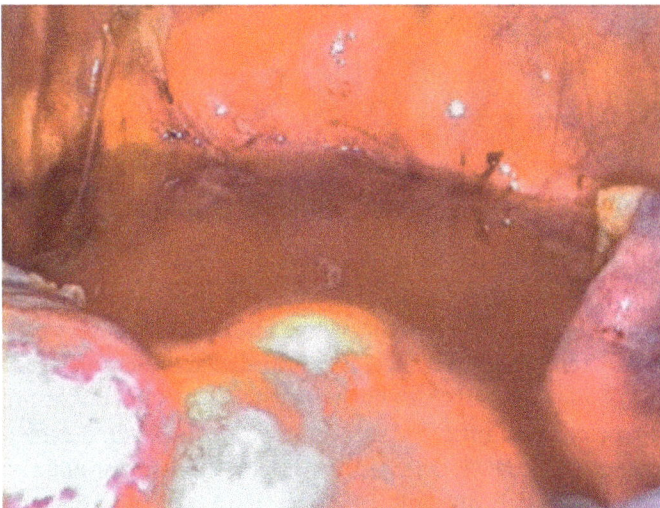

Abb. 2.7: Orientieren Sie sich bei der Kameraführung am Wasserspiegel.

2.5.3 Wandeln Sie auf unberührten Pfaden in unberührte Räume

Wenn im kleinen Becken der intraperitoneale Situs z. B. durch Verwachsungen, Entzündungen, Endometriose oder Tumore unübersichtlich ist, so nutzen Sie den kleinen Umweg über das unberührte Retroperitoneum, um Strukturen und die topografische Anatomie übersichtlich zu machen.

> **!** **Merke:** Pathologien finden sich (fast) nie retroperitoneal – wichtige Strukturen, wie Gefäße, Lymphknoten, der Ureter und die Nerven sind immer retroperitoneal.

Durch einfaches Spalten des Peritoneums gelangt CO_2 in den Retroperitonealraum und entfaltet ihn. Das lockere Bindegewebe im Retroperitonealraum führt Sie (fast immer) automatisch in die richtige Schicht und zu den richtigen Räumen.

> **!** **Merke:** Vertrauen und folgen Sie dem retroperitonealen Bindegewebe – das Retroperitoneum ist Ihr Freund [nach A. Schneider]!

Durch sanfte Präparation und präventive Koagulation kleiner Gefäße kann man nun Schritt für Schritt, gelegentlich auch nur Millimeter für Millimeter, Gefäße, Nerven (wenn nötig) und den Ureter darstellen (d. h. diese Organe sichern!) und zum eigentlichen Operationsgebiet vordringen. Welche anatomisch vorgegebenen Räume kann man so „erobern" und die dort befindlichen Strukturen darstellen?
– Pararectalraum
– Paravesikalraum
– Retzius-Raum
– Vesicovaginalraum
– Rectovaginalraum
– Präsacralraum
– Paraaortal-/Paracavalregionen
– Parailiakalregion
– Fossa obturatoria

2.6 Nichts ist zu groß, nichts ist zu klein – die Bildeinstellung muss dynamisch sein

Eine laparoskopische Operation ist kein statischer Vorgang. Die Situationen wechseln ständig in modifizierbaren, aber überwiegend standardisierten Schritten, um zum Ziel zu kommen. Entsprechend dynamisch muss auch die Kameraführung sein. Für verschiedene Operationsschritte bedarf es unterschiedlicher Bildeinstellungen. Man kann es nicht oft genug wiederholen: Der Kamera-Operateur und der schneidende Operateur müssen sich über die OP-Strategie absprechen, das Ziel und die Wege kennen und miteinander harmonieren. Sie sind zusammen mit der OP-Schwester ein Team.

Wenn der erste Operateur, krampfhaft nach vorn gebeugt, versucht, Details auf dem Monitor zu erkennen, so stimmt mit der Bildeinstellung etwas nicht. Ursache: der Kamera-Operateur operiert dann (meist) gerade nicht mit.

Grundsätzlich gibt es fünf *höflich* vorzutragende (aber im o. g. Team-Sinne eigentlich überflüssige) Kommandos:

– Näher ran! = näher ran mit der Optik ans Detail bei gleichzeitiger Scharf-stellung der Optik.
– Übersicht! = Rückführung der Optik, so dass alle OP-relevanten Organe zur Darstellung kommen.
– Ruhiger! = Kamera ruhiger führen oder halten.
– Schärfer! = dieses Kommando erübrigt sich demnächst von selbst, wenn der Autofokus zum Standard der Laparoskopie-Ausstattungen gehört.
– Sauber machen! = die Optik ist trotz aller Vorsichtmaßnahmen verschmutzt und muss extrakorporal gereinigt werden, wenn intrakorporale Säuberungs-versuche scheitern. Die Optik wird also herausgezogen, gesäubert und wieder eingeführt.

Im Zeitalter der Robotic Surgery wird der Operateur von der Assistenz unabhängig, was Vor- und Nachteile hat.

2.7 Nur wer das Ganze im Blick hat, sieht die Details

Jede Operation ermöglicht es, mit 7-facher Vergrößerung nach den Ursachen der Beschwerden unserer Patientinnen zu suchen, um diese – möglicherweise – zu beheben. Dazu ist es notwendig, dass man nichts übersieht, sich immer ein Ge-samtbild des Situs verschafft und die Befunde mit den Symptomen abgleicht. Be-schwerden können verschiedene Ursachen haben und Erkrankungen zeigen eine große Variabilität in ihren Manifestationen. Hinzu kommen für die Beschwerden irrelevante, aber zu dokumentierende Zufallsbefunde (z. B. ein Leberhämangiom bei Unterbauchschmerzen).

Bei jeder Operation wird den Akteuren die unbezahlbare Möglichkeit gegeben, mit jedem operativen Schritt die eigenen operativ-anatomischen und klinischen Kenntnisse zu festigen, zu überprüfen und zu erweitern. Sicher operieren bedeutet nicht Routine, sondern permanentes Lernen.

Merke: Operieren ist (eine) Disziplin, die man lernen muss. Gehen Sie systematisch vor – übersehen Sie keine Details! **!**

Bevor man sich in das *Operationsgebiet I. Ordnung* der Gynäkologie, d. h. das kleine Becken, vertieft, müssen deshalb auch das *Operationsgebiet II. Ordnung*, d. h. der

Mittelbauch, sowie das *Operationsgebiet III. Ordnung*, also der Oberbauch, genauestens untersucht werden. Die Beschreibung im OP-Bericht sowie die Fotodokumentation sollte schematisiert werden, z. B. so:

- Leberlappen rechts mit Gallenblase
- Zwerchfellkuppel rechts, Treitz'sches-Band, Zwerchfellkuppel links
- Leberlappen links mit Milz
- Magenkurvatur mit Omentum
- Appendix mit Coecum
- Dickdarm
- Dünndarmkonvolut
- Peritoneum Mittel- und Oberbauch rechts und links

! **Merke:** Ein Bild sagt mehr als tausend Worte! Jedes Detail ist kostbar!

2.7.1 Oberbauch (Operationsgebiet III. Ordnung)

Das kleine Becken mit seinen Organen und Strukturen ist für den Gynäkologen das traditionelle „Operationsgebiet I. Ordnung". Es darf jedoch nicht unabhängig von den Operationsgebieten *Mittelbauch* und *Oberbauch* gesehen werden. Vor einem operativen Schritt im kleinen Becken muss immer die Inspektion des gesamten Bauchraumes erfolgen!

2.7.1.1 Zwerchfell

Das von Peritoneum überzogene Zwerchfell wird auf proliferative, tumoröse oder entzündliche Veränderungen sowie auf Hernien hin abgesucht (Abb. 2.8, Abb. 2.9).

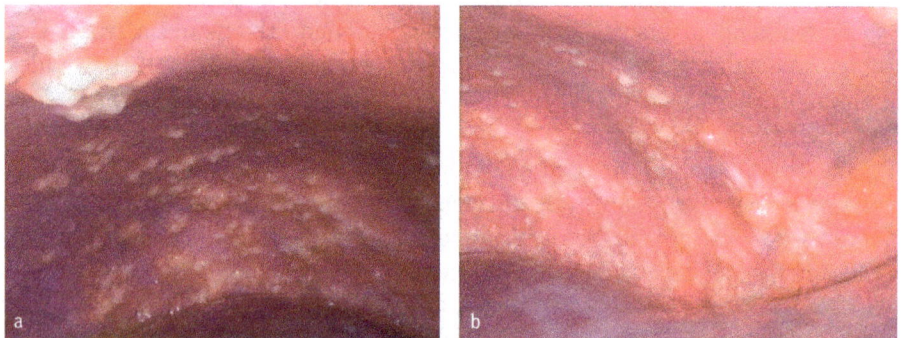

Abb. 2.8: Peritonealkarzinose bei junger Patientin mit „Ovarialtumor" und erhöhtem Tumormarker. Nach der Biopsie und der kompletten Beschreibung und Fotodokumentation des Situs wurde die Operation abgebrochen. Die histologische Sicherung ergab ein Ovarialkarzinom. Die stadiengerechte onkologische (offene) Operation erfolgte zeitnah.

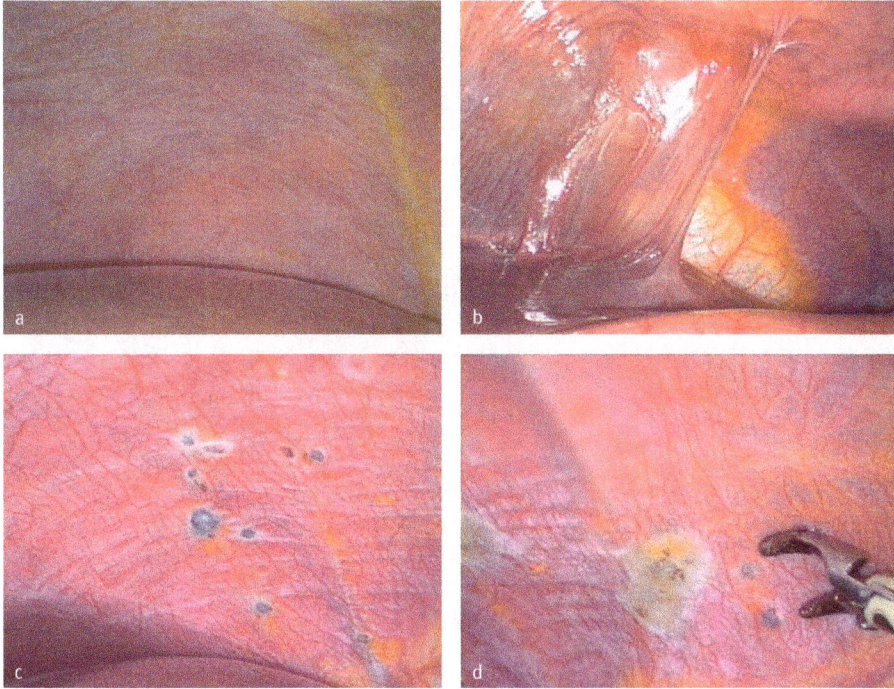

Abb. 2.9: Normales Zwerchfell (**a**). Im Rahmen des Fitz-Hugh-Curtis-Syndrom (früher als Perihepatitis gonorrhoica), durch Chlamydien oder Gonorrhoe hervorgerufen, entstehen schleierförmige Verwachsungen zwischen Leber und Zwerchfellkuppel, die nicht operiert werden müssen (**b**). Auch diaphragmale Endometrioseläsionen (**c**) sind bei höheren Endometriosestadien zu beobachten. Durch linksinfracostale Positionierung des Arbeitstrokars können sie bikoaguliert oder reseziert werden (**d**). Im Bereich des linken Zwerchfells findet man (fast) nie Endometrioseherde.

2.7.1.2 Leberlappen rechts mit Gallenblase, Leberlappen links mit Milz

Die Leberoberfläche ist meist gut einsehbar. Beschrieben werden können Farbe oder Verfärbungen, Oberflächenbeschaffenheit oder die Strukturierung, der Rand (Margo inferior), die Gallenblase (Abb. 2.10), Tumore oder sonstige Auffälligkeiten (Abb. 2.11). Wichtig ist es auch zu wissen, welche Strukturen „unter" der Leber vorhanden sind (Abb. 2.12).

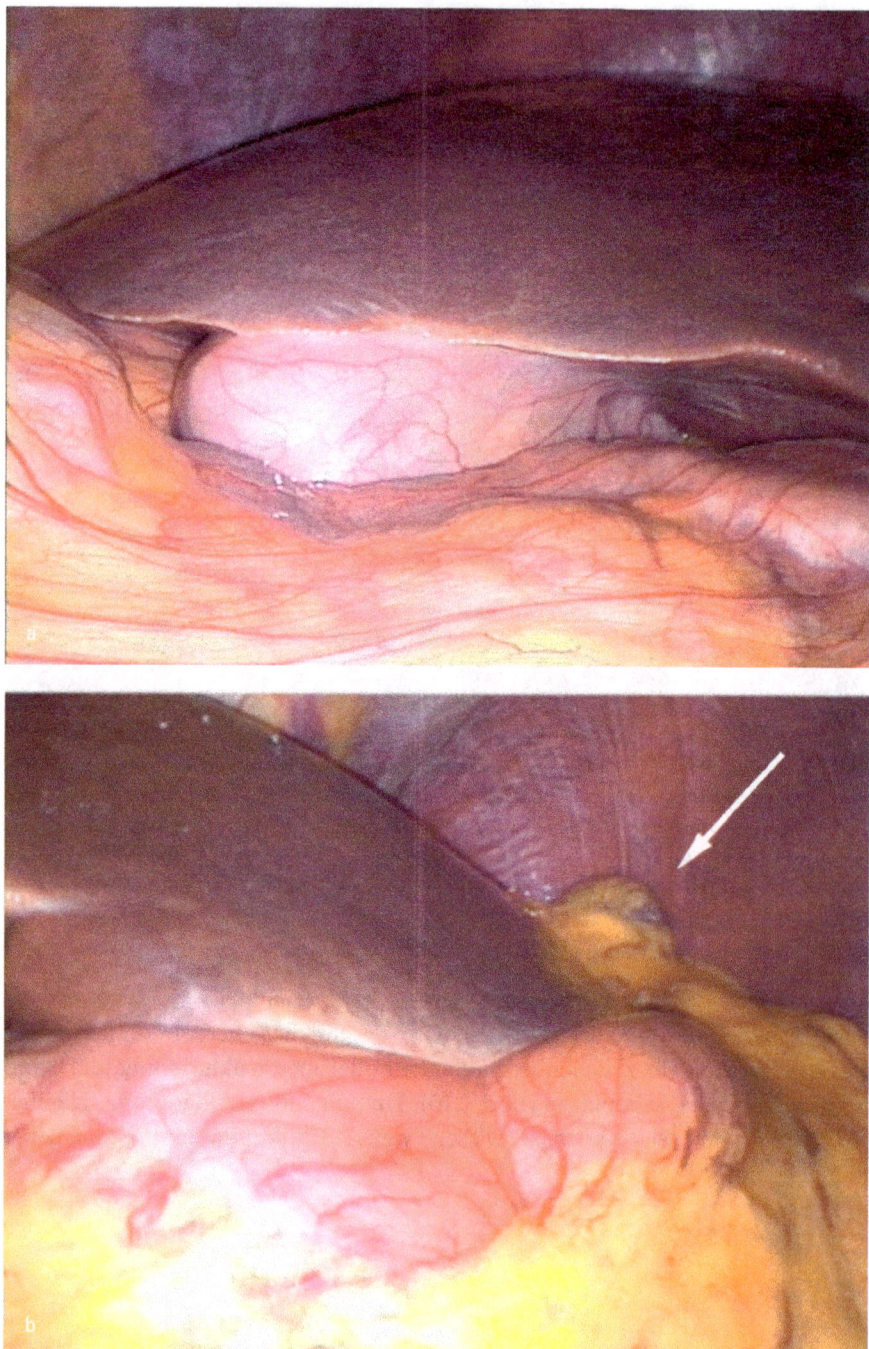

Abb. 2.10: Unauffälliger rechter Leberlappen mit prominenter Gallenblase (**a**).
Gelegentlich kommt links auch die Milz zum Vorschein. Die Beurteilbarkeit
der Magenkurvatur ist gegeben, ebenso der Ansatz des großen Netzes (**b**).

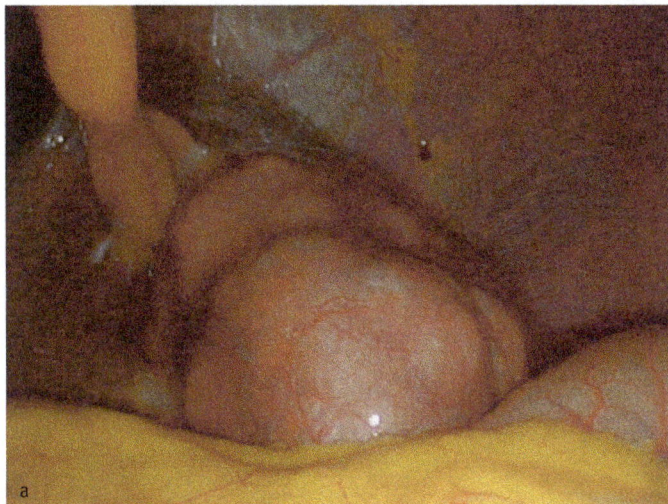

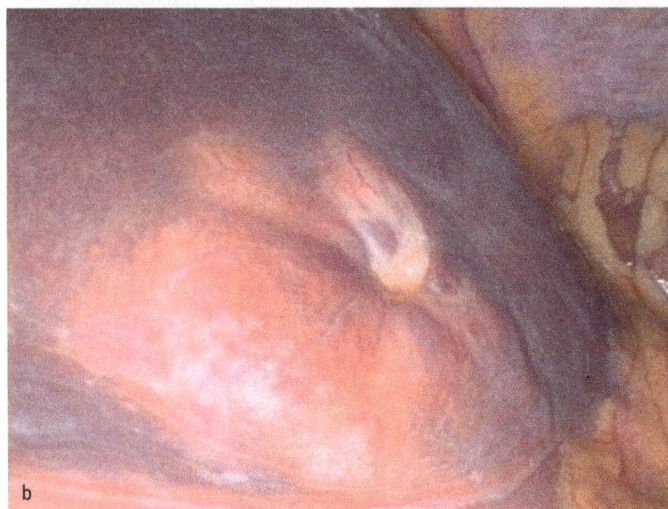

Abb. 2.11: Fokale noduläre Hyperplasie bei einer 30jährigen Patientin (**a**). Hämangiom im Bereich der linken Leber bei einer Patientin, bei der wegen eines Vulvakarzinoms die laparoskopische Lymphadenektomie durchgeführt wurde. Gerade in der onkologischen Situation stellt sich immer die Frage nach Lebermetastasen (**b**).

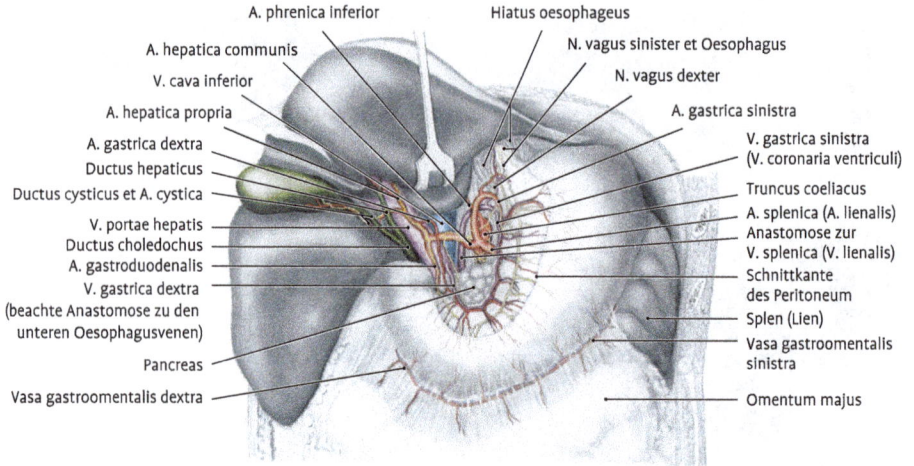

Abb. 2.12: Aufzweigung des Truncus coeliacus und der Trunci vagales. Das Lig. Hepatogastricum des Omentum minus ist enfernt. Im Lig. Hepatoduodenale sind die Pfortader und der Gallengang dargestellt [Waldeyer 2012].

2.7.1.3 Treitz'sches Band
Das Treitz'sche Band besteht aus dem Ligamentum teres hepatis und dem Ligamenum falciforme (Abb. 2.13).

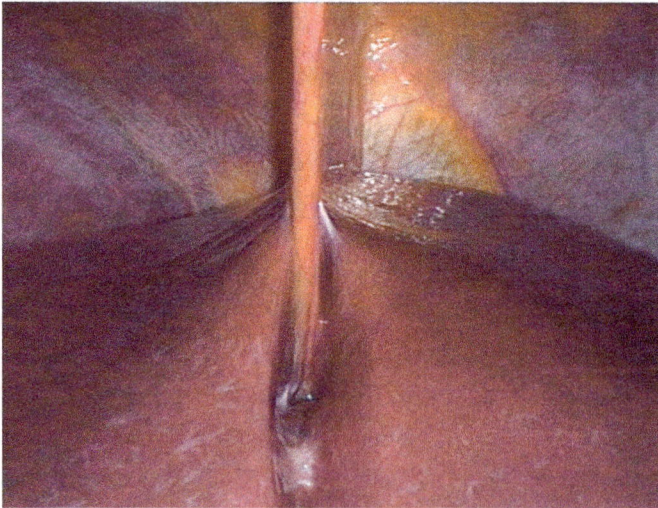

Abb. 2.13: Das „Treitz'-sche Band" als Grenze zwischen „rechter" (Lobus hepatis dexter) und „linker" (Lobus hepatis sinister) Leber.

2.7.1.4 Magenkurvatur und Omentum

Sie sollten mit Ihrem Anästhesisten das obligate Legen einer passageren Magensonde besprechen. Bei jeder Maskenbeatmung, bei Fehl- oder Mehrfachintubationen oder für den linksinfracostalen Zugang ist eine Magensonde wegen der möglichen iatrogenen Magenüberblähung immer obligat (Abb. 2.14). Wichtig ist auch, dass die Relaxation der Patientin nicht vor dem Fascienverschluss aufgehoben wird, da durch vorzeitiges Pressen der Patientin unbemerkt Netz- und Darminkarzerationen auftreten können (Abb. 2.15).

Das große Netz (Omentum majus) ist eine fett- und bindegewebsreiche Peritonealduplikation, die embryologisch aus dem dorsalen Mesenterium entsteht. Es enthält Lymph- und zum Teil kräftige Blutgefäße. Es spielt als Fettspeicher sowie bei der Bildung der Peritonealflüssigkeit eine Rolle, aber auch bei entzündlichen Prozessen (Abb. 2.14c, d).

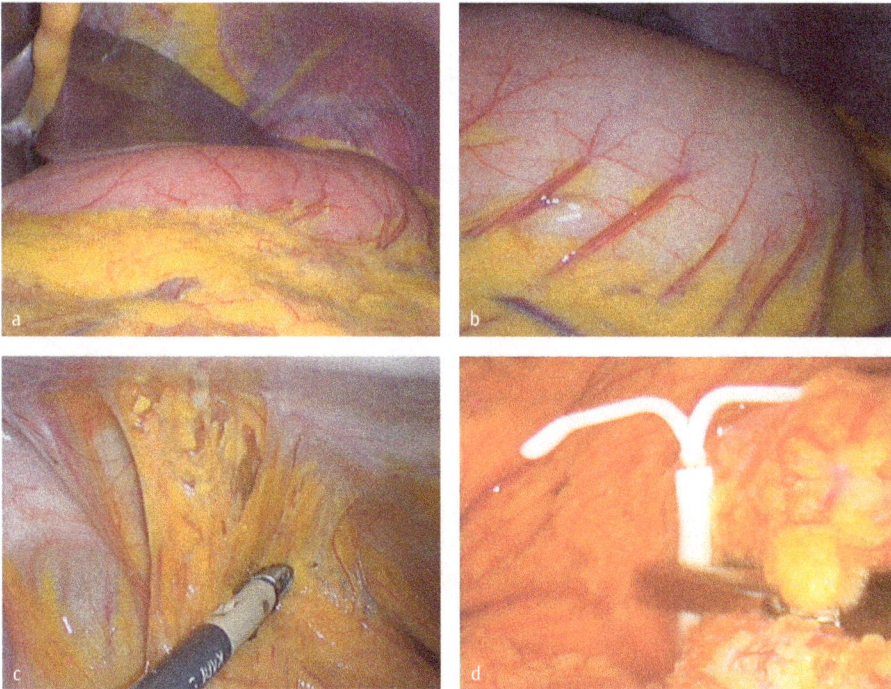

Abb. 2.14: Die Magenkurvatur (**a**) lässt sich meistens gut einsehen und beschreiben. Bei fehlender Entlastung durch eine Magensonde kann sich der Magen zu erstaunlicher Größe aufblähen und so durch Trokare verletzt werden (**b**). Das Netz kann man fassen und laparoskopisch absetzen (**c**). Häufig findet man Omentumadhäsionen im Bereich vorangegangener Operationen oder nach abgelaufenen entzündlichen Prozessen. Hier ist es wichtig, das Netz unter sanfter Spannung zu halten und dann unter permanenter Sicht des nahen Darmes abzupräparieren. Im Zweifelsfalle präparieren Sie lieber gleich retroperitoneal. Gelegentlich findet man im Omentum auch Fremdkörper (**d**).

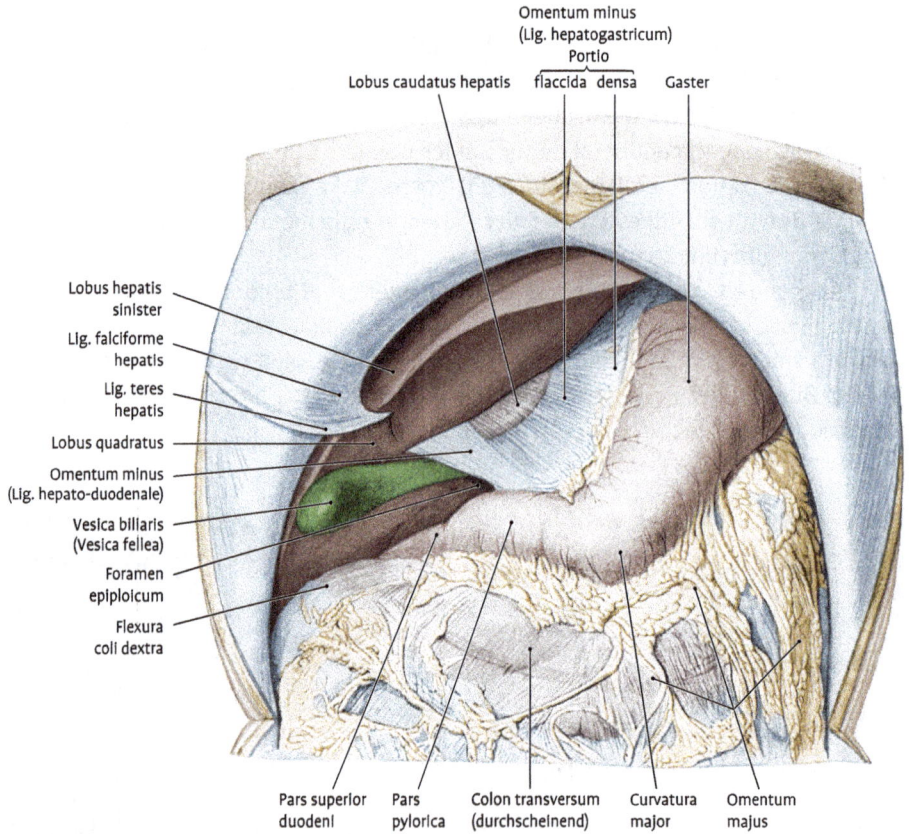

Abb. 2.15: Vorderwand der Bursa omentalis. Leber nach kranial und Magen nach kaudal verzogen. Omentum minus: Lig. Hepatoduodenale, Lig. Hepatogatricum: Portio flaccida, Portio densa [Waldeyer 2012].

2.7.1.5 Appendix und Coecum

Der Blinddarm heißt Coecum und sein Wurmfortsatz Appendix vermiformis. Insbesondere der Appendix kann von Verwachsungen, Tumoren, Endometriose oder Entzündungen behaftet sein (Abb. 2.16).

Operative Gynäkologen werden sicher immer darauf stolz sein, dass mit Kurt Semm (1927–2003) ein Frauenarzt die erste *laparoskopische Blinddarmentfernung* durchgeführt hat. Allerdings dürfen sich die Chirurgen auch rühmen, dass mit Vincenz Czerny (1842–1916) einer der Ihren die vaginale Hysterektomie eingeführt hat. So nahe liegen die verschiedenen Fachgebiete sich gegenseitig befruchtend beieinander!

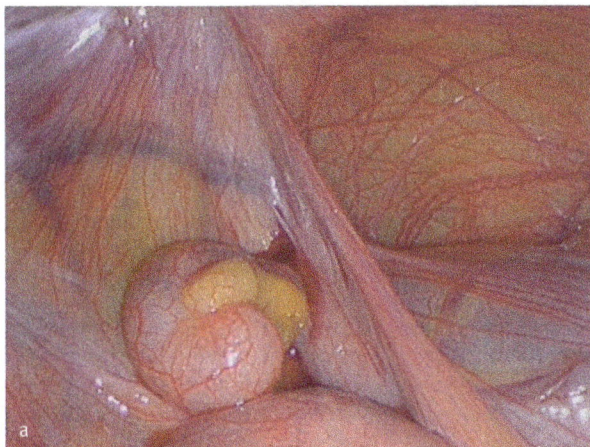

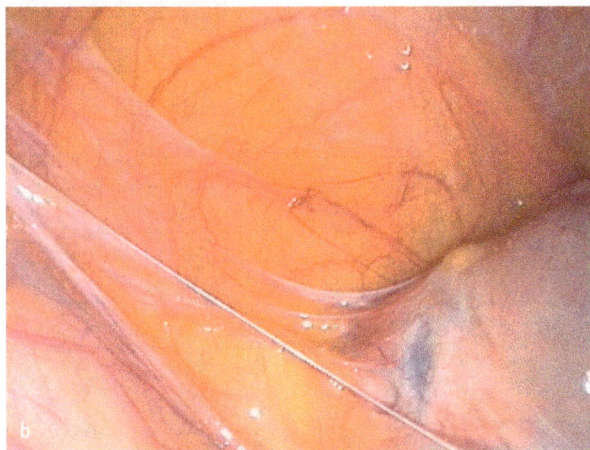

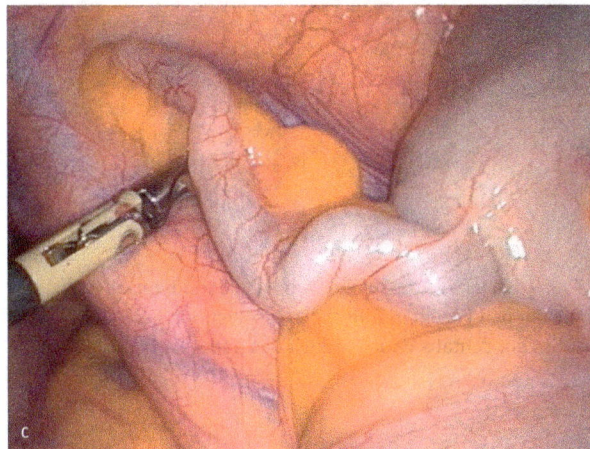

Abb. 2.16: Appendix-Endometriose („Hockeyschläger-Zeichen") (a). Typischer Situs nach Appendektomie mit Darstellung von Resten des Nahtmaterials (b) und „jungfräulicher" Appendix (c).

2.7.1.6 Der Dickdarm

Der Dickdarm (Abb. 2.17, Abb. 2.18) besteht aus:

- Colon ascendens mit Coecum und Appendix,
- Colon transversum (mit Omentum),
- Colon descendens (Abb. 2.19a),
- Colon sigmoideum (Abb. 2.19b).
- Im kleinen Becken geht das Colon sigmoideum in das Rektum (Mastdarm) über.

[!] **Merke:** Sollte sich eine Patientin nach darmnahen laparoskopischen (oder offenen) Operationen, z. B. nach Adhäsiolysen, nur schlecht erholen oder gar über (progrediente) Beschwerden, insbesondere Subileussymptome, klagen – immer zuerst an eine operationsbedingte Darmläsion denken! Wenn Sie „Darmläsion" denken – so müssen Sie auch zügig eine Darmläsion ausschließen. Was wahrscheinlich ist, ist wahrscheinlich!

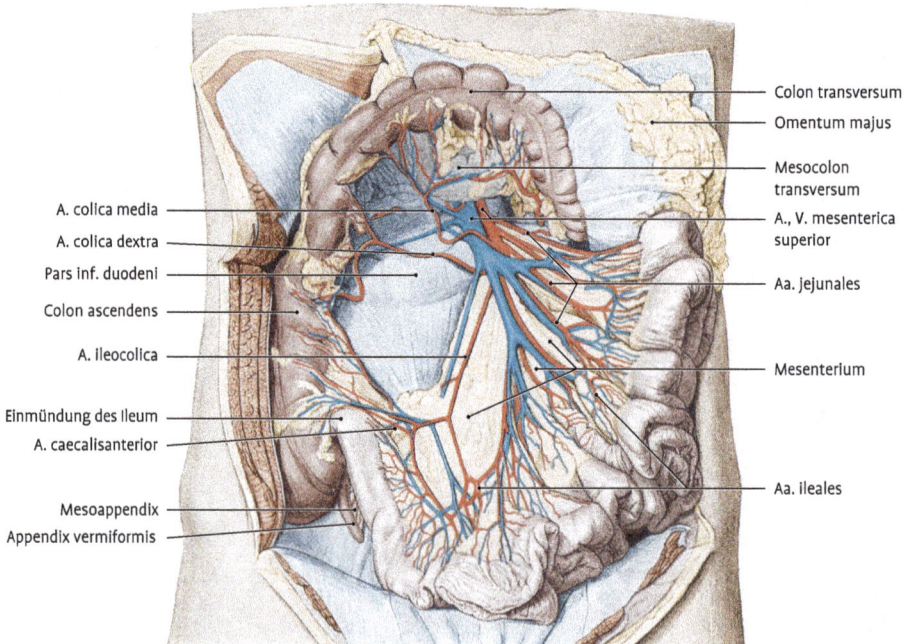

Abb. 2.17: Verzweigungsgebiet der A. u. V. mesenterica superior. Der Dünndarm ist nach links unten, das Colon transversum nach oben gezogen. Zwischen Mesenterium und Mesocolon transversum scheint die Pars horizontalis duodeni duch das parietale Bauchfell [Waldeyer 2012].

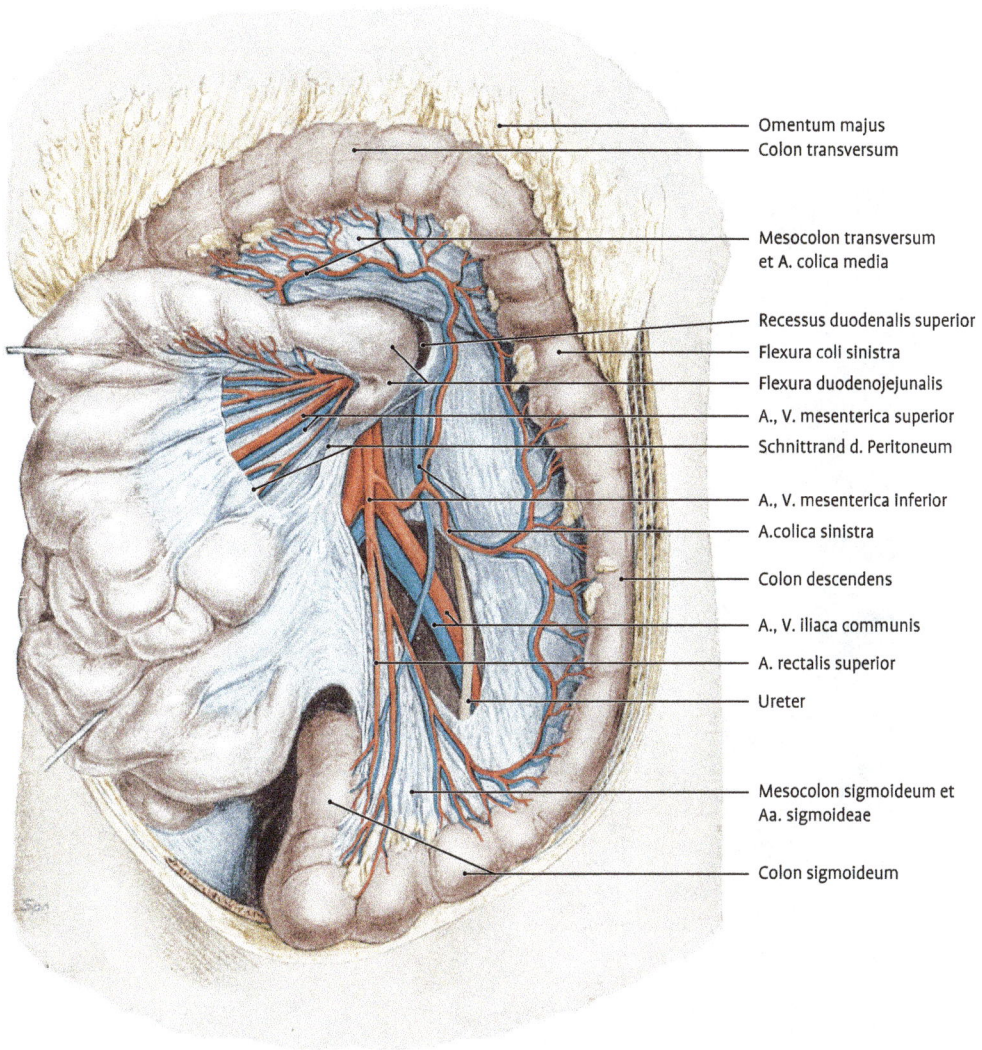

Omentum majus
Colon transversum

Mesocolon transversum
et A. colica media

Recessus duodenalis superior
Flexura coli sinistra
Flexura duodenojejunalis
A., V. mesenterica superior
Schnittrand d. Peritoneum

A., V. mesenterica inferior
A.colica sinistra

Colon descendens

A., V. iliaca communis
A. rectalis superior

Ureter

Mesocolon sigmoideum et
Aa. sigmoideae

Colon sigmoideum

Abb. 2.18: Darstellung des Colon transversum mit Übergang ins Colon descendenz zum Colon sigmoideum mit den Gefäßarkaden. Das Dünndarmkonvolut ist nach rechts weggehalten [Waldeyer 2012]. Hier wird die Bedeutung der A. mesenterica inferior für die Durchblutung des Colonrahmens klar.

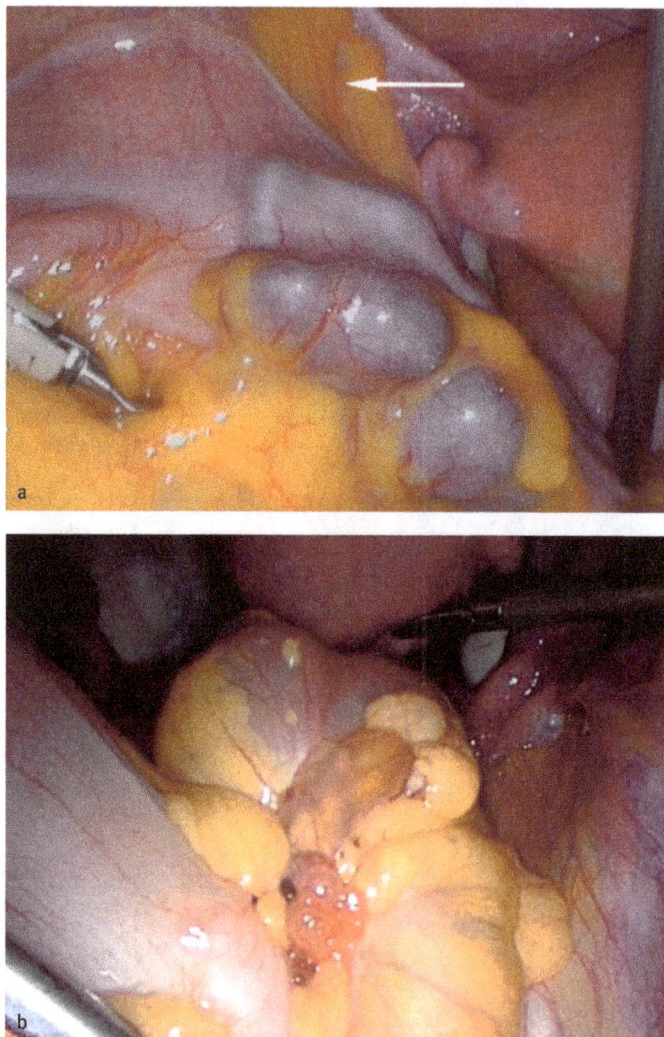

Abb. 2.19: Das Colon descendens ist breitbasig an der Bauchwand adhärent (**a**).
Ein Endometrioseherd infiltriert den rectosigmoidalen Übergang (**b**).

2.7.1.7 Das Dünndarmkonvolut

Alle Abschnitte des Dünndarmes sollten Schritt für Schritt inspiziert werden
(Abb. 2.20). Dieses Vorgehen ist wichtig, insbesondere, wenn die Patientin gastro-
intestinale Beschwerden angibt. Die Inspektion des Dünndarmes in allen seinen
Abschnitten ist aber oft mühsam und wird in der Praxis gern unterlassen. „Darm
o. B." heißt es lapidar im OP-Bericht (Abb. 2.21).

Der Dünndarm ist bei der Frau 2,5–5 m lang und besteht aus dem Duodenum
(ca. 30 cm, retroperitoneal), dem Jejunum (Leerdarm) sowie dem Ileum (Krumm-

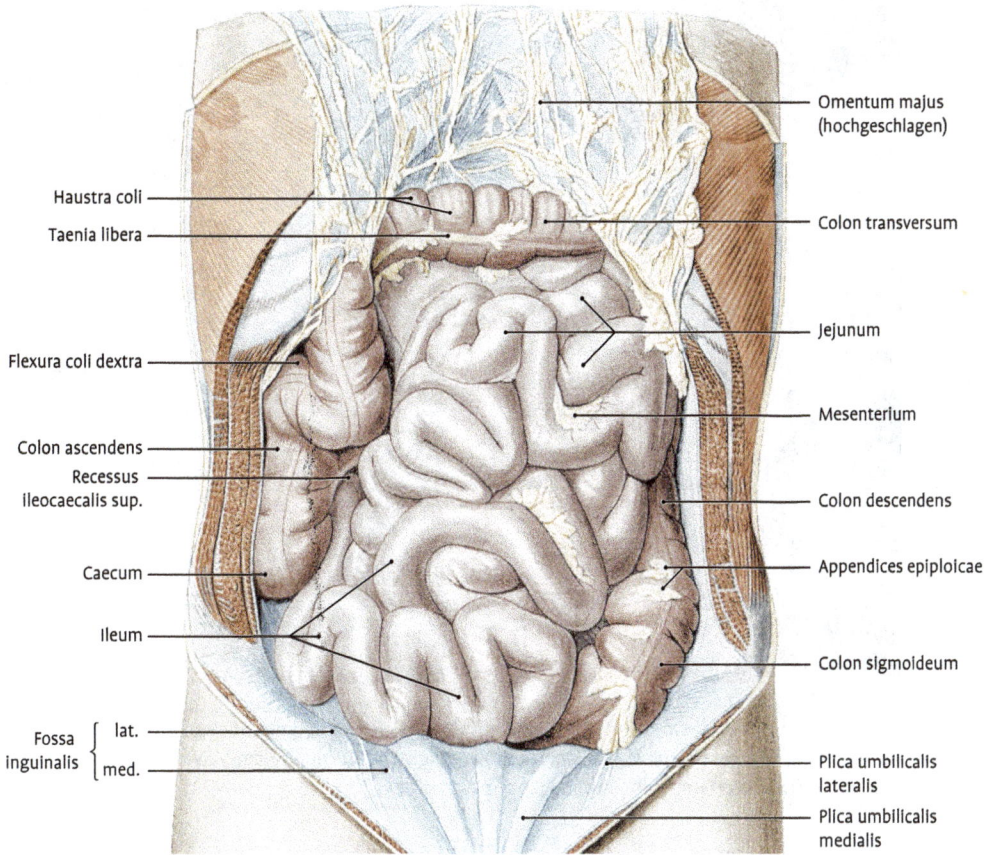

Haustra coli

Taenia libera

Flexura coli dextra

Colon ascendens

Recessus
ileocaecalis sup.

Caecum

Ileum

Fossa
inguinalis { lat. / med.

Omentum majus
(hochgeschlagen)

Colon transversum

Jejunum

Mesenterium

Colon descendens

Appendices epiploicae

Colon sigmoideum

Plica umbilicalis
lateralis

Plica umbilicalis
medialis

Abb. 2.20: Lage der Dünndarmschlingen. Colon transversum mit Omentum majus
nach oben geschlagen [Waldeyer 2012].

darm). Das Ileum mündet in das Coecum und stellt ca. 3/5, das Jejunum ca. 2/5
des intraperitonealen Dünndarmes. Im laparoskopischen Situs sind Geduld und
Kenntnisse gefordert, da der vitale und gut bewegliche Dünndarm oft Schwierigkei-
ten bei der anatomischen Zuordnung macht.

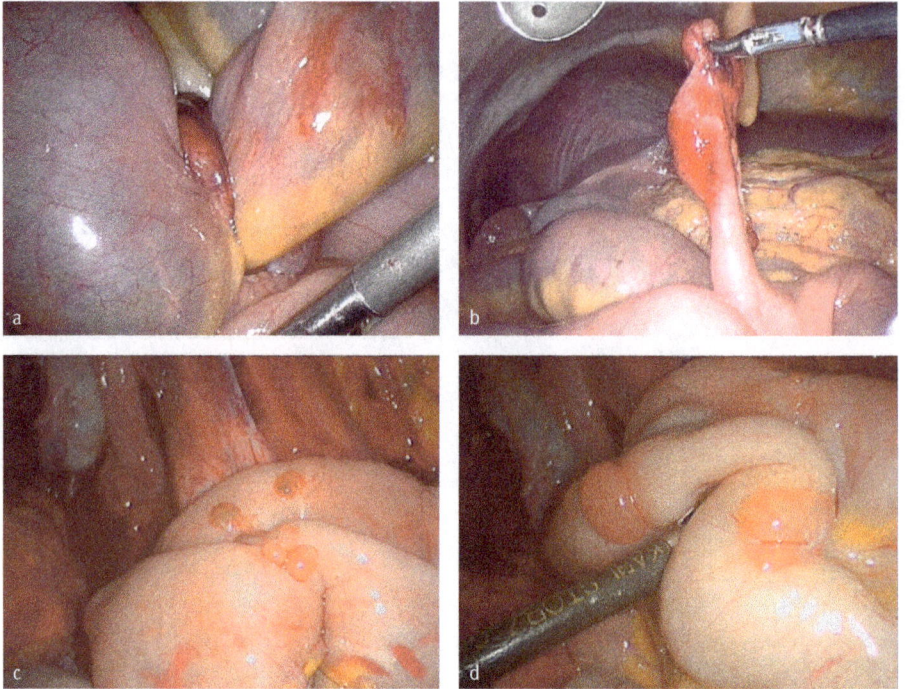

Abb. 2.21: Ob der Dünndarm wirklich „o. B." war? Immer lohnt sich die Suche für die betroffenen Patientinnen, wie die Beispiele eines Meckel-Divertikels ca. 50 cm oral der Valva ileocoecalis (**a, b**) bzw. einer frischen Darmendometriose (**c, d**) bzw. zeigen.

2.7.1.8 Das Mittel- und Oberbauchperitoneum

Das Peritoneum entwickelt sich aus dem Mesoderm. Man unterscheidet das Peritoneum viscerale vom Peritoneum parietale. Beide Schichten sind gegeneinander verschiebbar. Die Peritonealflüssigkeit hält die inneren Organe feucht und erleichtert die Verschiebbarkeit der Organe gegeneinander. Es handelt sich um ein eiweißarmes Transsudat. Das Peritoneum liegt auf dem Gekröse und bildet die Schutzschicht, hinter dem die Strukturen des Retroperitoneums zu finden sind (Abb. 2.22). Das normale Peritoneum ist spiegelnd glatt. Zahlreiche Veränderungen können beobachtet werden (Abb. 2.23).

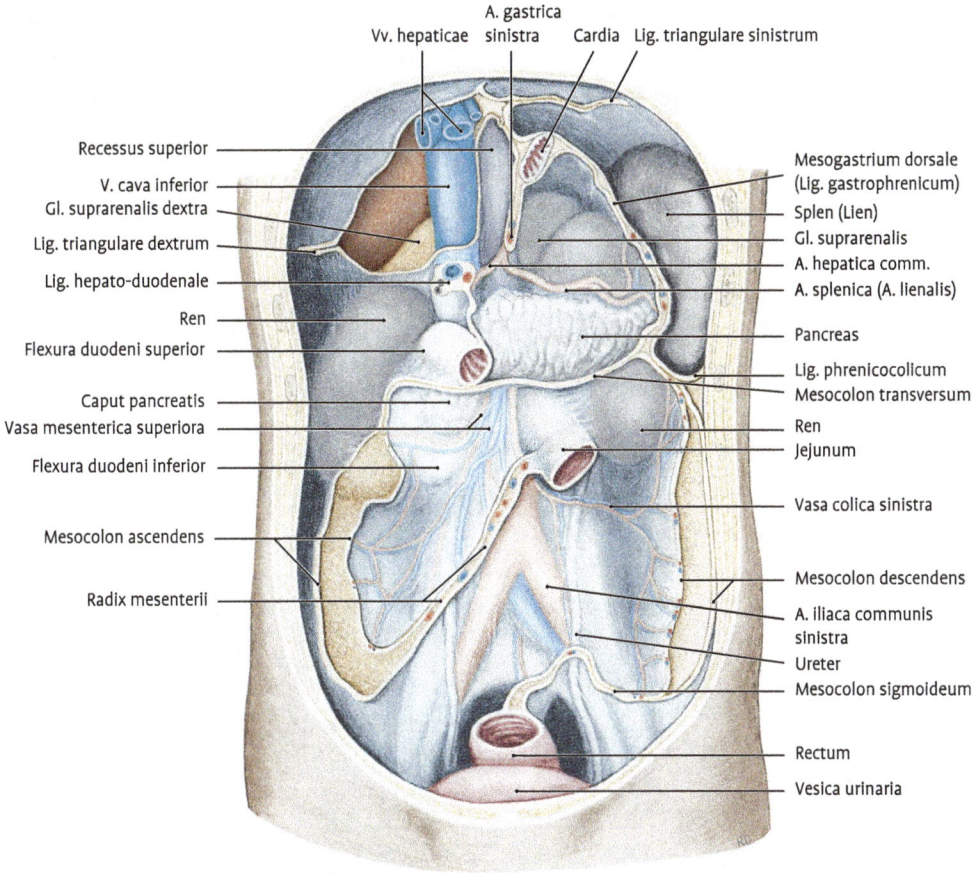

Abb. 2.22: Dorsale Wand der Peritonealhöhle nach Entfernung von Leber, Magen, Jejunum, Ileum und Colon. Die „Mesos" des Magens, des Dünn- und Dickdarmes sind besonders dargestellt. Duodenum, Pancreas, Milz, Nieren und Nebennieren in natürlicher Lage [Waldeyer 2012].

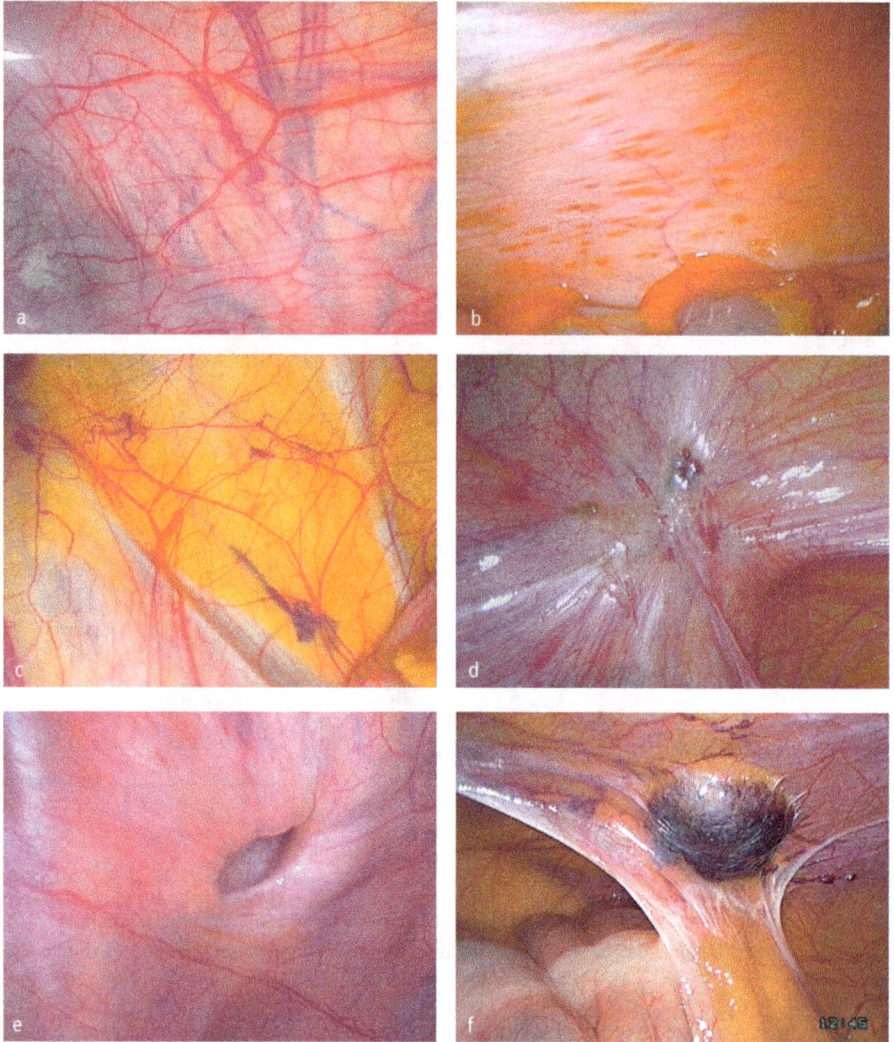

Abb. 2.23: Gynäkologische Operateure haben sich auch für den Mittel- und Oberbauch zu interessieren. Deshalb darf das riesige Organ Peritoneum nicht auf das kleine Becken reduziert oder gar ganz aus den Augen verloren werden. Normales Peritoneum (**a**), fettig-verändertes Peritoneum unter ovarieller Supression (**b**), vaskuläre Malformation des Peritoneums (**c**) und Endometrioseherd (**d**), Hernie rechts neben dem Ligamentum umbilikale laterale (**e**), Gefäßmalformation des Peritoneum (**f**).

2.7.2 Das kleine Becken – seien Sie systematisch!

Das kleine Becken mit seinen Organen und Strukturen ist für den Gynäkologen das „Operationsgebiet I. Ordnung" (Abb. 2.24). Es darf jedoch – *repetitio est mater studiorum* – nicht unabhängig von den „Operationsgebieten II. Ordnung" (*Mittel-*

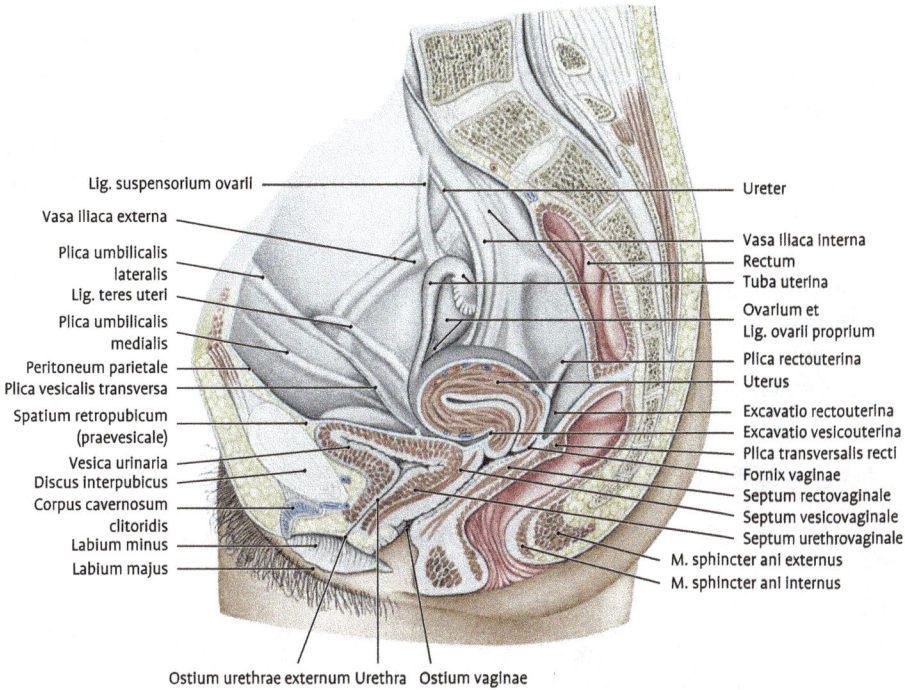

Abb. 2.24: Mediansagitalschnitt durch ein weibliches Becken [Waldeyer 2012].

bauch) und „III. Ordnung" (*Oberbauch*) gesehen werden. Vor einem operativen Schritt im kleinen Becken müssen diese immer inspiziert werden!

Für das kleine Becken hat sich eine Systematik bewährt, die auch die Dokumentation erleichtert und Befundinterpretationen reproduzierbarer macht. Im Uhrzeigersinn oder gegen den Uhrzeigersinn werden nacheinander die naheliegenden Organe bzw. Organstrukturen betrachtet und beurteilt:

- Ligamentum rotundum rechts mit Inguinalkanal
- Blasenperitoneum
- Ligamentum rotundum links mit Inguinalkanal
- Linke Tube mit Fimbrientrichter
- Linkes Ovar
- Linke Fossa ovarica mit Ureterverlauf
- Linkes Sacrouterinligament
- Douglasperitoneum
- Rechtes Sacrouterinligament
- Rechte Fossa ovarica mit Ureterverlauf
- Rechtes Ovar
- Rechte Tube mit Fimbrientrichter
- Uterus
- Rectosigmoidaler Übergang und Ligamentum infundibulo-colicum

2.7.2.1 Ligamenta rotunda

Das Ligamentum rotundum (Mutterband, Abb. 2.25) zieht vom Tubenwinkel über den inneren Leistenring durch den Leistenkanal und reicht mit seinen auslaufenden Fasern bis in den Mons pubis und die Labia majora. Das Ligamentum rotundum wird von der Arteria ligamenti teretis uteri, von Venen und Lymphgefäßen begleitet. Die Lymphgefäße ziehen vom Corpus uteri zu den oberflächlichen Leistenlymphknoten.

Beachte:

– Ausprägung, Ansatz und Vaskularisation
– Verlauf und Inguinalkanal (Abb. 2.25)
– Tumore
– Besonderheiten (Abb. 2.26)

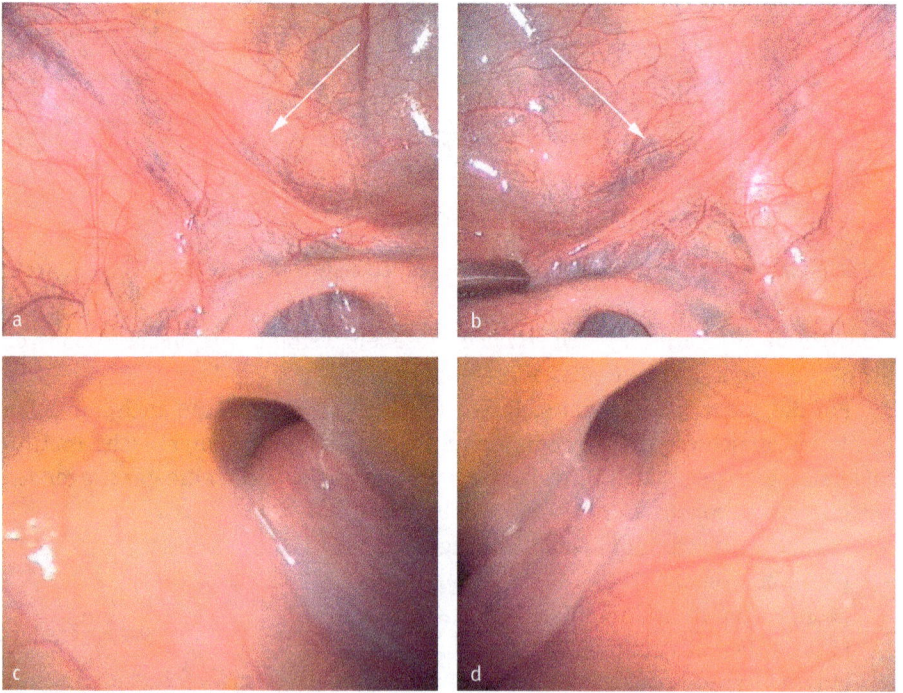

Abb. 2.25: Die Mutterbänder sind etwas schwach ausgebildet, aber unauffällig (**a, b**). Unten verschwinden die Mutterbänder in einem geöffneten Inguinalkanal (**c, d**). Diese Bilder machen u. a. deutlich, wie es zu Inguinalhernien kommen kann. Ist der Inguinalkanal geöffnet, so kann durch den intraabdominalen Druckanstieg bei der Laparoskopie CO_2 oder auch Flüssigkeit durch den Kanal gedrückt werden und zu einer teilweise beträchtlichen Anschwellung der Labien (fälschlich als „Labienödem" bezeichnet) führen. Gewöhnlich geht diese iatrogene Veränderung nach 2–3 Tagen komplett zurück. Die stark verunsicherte Patientin muss bei der ersten postoperativen Visite darüber informiert werden.

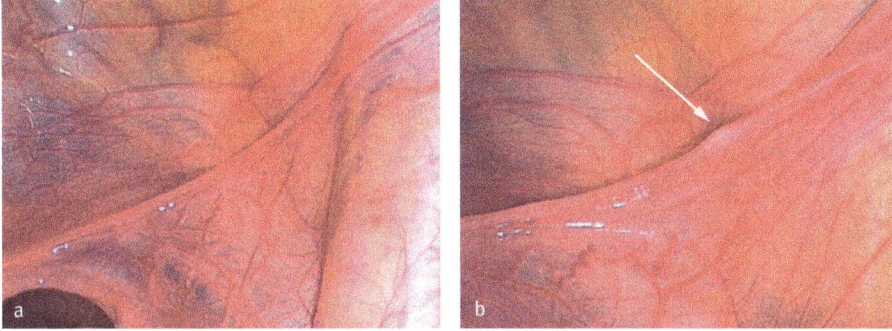

Abb. 2.26: Kontraktionswellen im Ligamentum rotundum rechts: (**a**) zum OP-Beginn und (**b**) etwas später.

2.7.2.2 Das Victory-Zeichen

Pathologische Prozesse, so z. B. die Blasenendometriose oder Adenomyosis uteri, können die Ligamenta rotunda vor dem Uterus zusammenziehen (Abb. 2.27).

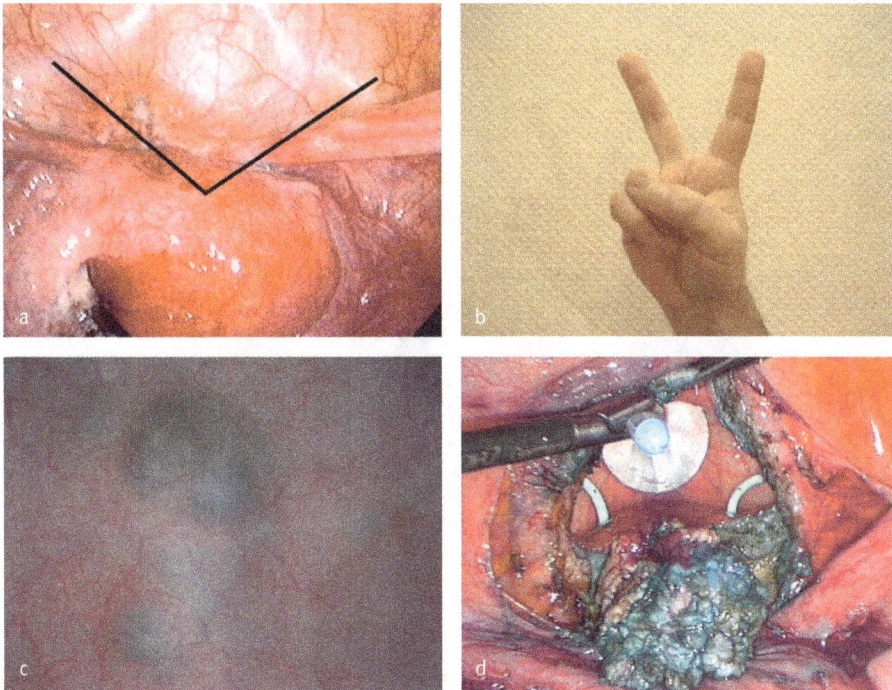

Abb. 2.27: Das Victory-Zeichen (**a, b**) – die Spitze der durch die infiltrierende Endometriose/ Adenomyose zu einem „**V**" vor dem Uterus zusammengezogenen Mutterbänder (**a**) zeigt auf den Punkt, an welchem die Endometriose die Blase infiltriert (**c**). Wenn Sie dieses Zeichen bei der Laparoskopie sehen, so zystoskopieren Sie in gleicher Sitzung! Laparoskopisch (oder offen) kann man die Blasenteilresektion (**d**) durchführen und die Blase durch eine sichere Endo-Naht verschliessen. Bei elektiven Eingriffen empfiehlt sich immer die präoperative Stent-Einlage in die Ureteren. Die Dichtigkeit der Blase wird durch retrograde Blauauffüllung sichergestellt. Die Patientin erhält für 7 Tage einen Dauerkatheter.

2.7.2.3 Blasenperitoneum

Beachte:

– Farbe, Verwachsungen, Duplikaturen, Narben (Abb. 2.28, Abb. 2.29)
– Oberflächenbeschaffenheit (Reflexe), Blut, Auflagerungen, Proliferationen, Tumore

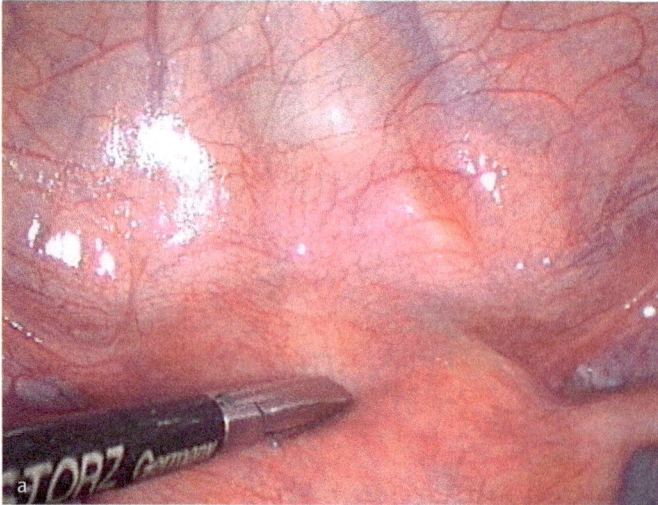

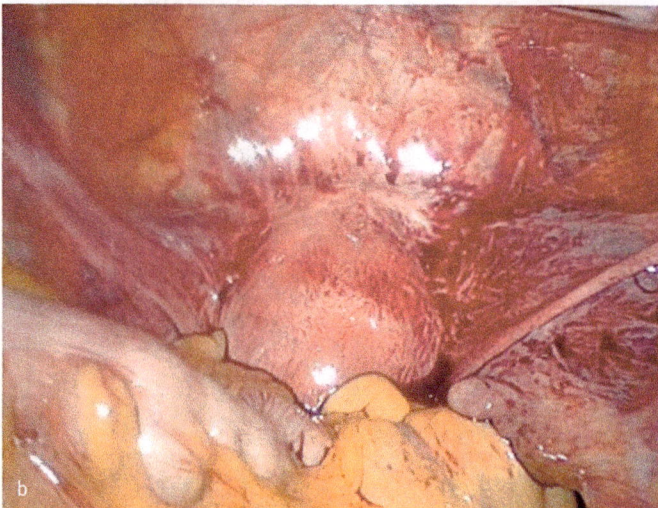

Abb. 2.28: Das normale Blasenperitoneum (**a**) wird auf seine Vaskularisation und seine Oberflächenbeschaffenheit hin untersucht. Es lässt sich gut beurteilen, wobei man bei der instrumentellen Absenkung des Uterus die physiologische Verschiebbarkeit der zarten Peritonealgefäße beobachten kann. Das Hämatoperitoneum entsteht z. B. bei rupturierten Ovarialzysten oder bei einer blutenden Extrauteringravidität (**b**). Auch die retrograde Menstruation kann, wenn auch wesentlich weniger ausgeprägt, ein dezentes Hämatoperitoneum mit entsprechender peritonealer Reizung bewirken.

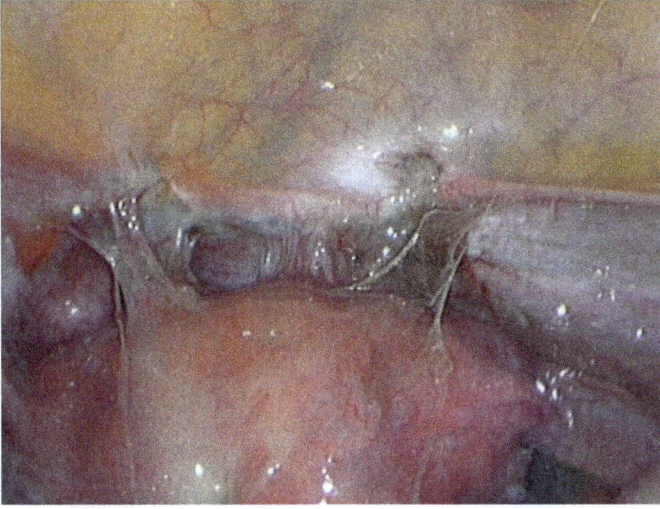

Abb. 2.29: Operationen, Entzündungen, Endometriose oder Tumore können zu Verwachsungen zwischen dem Peritoneum und der Uterusserosa führen. Die Blasenumschlagsfalte ist hierfür eine Prädilektionsstelle. Anamnestisch werden von den betroffenen Frauen nicht selten Miktionsbeschwerden, insbesondere *nach* Blasenentleerung, angegeben.

2.7.2.4 Tuben und Fimbrientrichter

Erinnere die Anatomie (Abb. 2.30) und beachte die operativ-klinischen Befunde:

- Form und Farbe der Tuben? Lokalisation der Tuben/Fimbrientrichter? (Abb. 2.31)
- Vaskularisation?
- Verwachsungen? Mobilität? (Abb. 2.32)
- Entzündungen? (Abb. 2.33)
- Perlschnurphänomen (Kalibersprünge)? Endosalpingiosis isthmica nodosa?
- Form und Farbe der Fimbrientrichter
- Durchgängigkeit (Abb. 2.34)? Verklebungen? Verplumpungen?
- Tumore (Abb. 2.35)?
- Hydatiden (Abb. 2.36, Abb. 2.37)?
- Extrauteringravidität (β-HCG)? (Abb. 2.38)

Die paarigen Eileiter (Tubae) sind jeweils ca. 10–14 cm lange, zarte bindegewebig-muskulöse, mit Schleimhaut ausgekleidete Schläuche, die ein unterschiedlich weites Lumen aufweisen. Die Tube verbindet das Cavum uteri mit der freien Bauch-höhle (Ostium abdominale), so dass es, allerdings durch verschiedenste Schutz-mechanismen abgesichert, bei der Frau praktisch eine direkte Verbindung zwischen Vulva (außen) und der Bauchhöhle (innen) gibt. Dieser Aspekt ist für die Reproduktion, aber auch bei aufsteigenden Infektionen von Bedeutung. Man unter-scheidet vier Abschnitte des überwiegend retroperitoneal Eileiters:

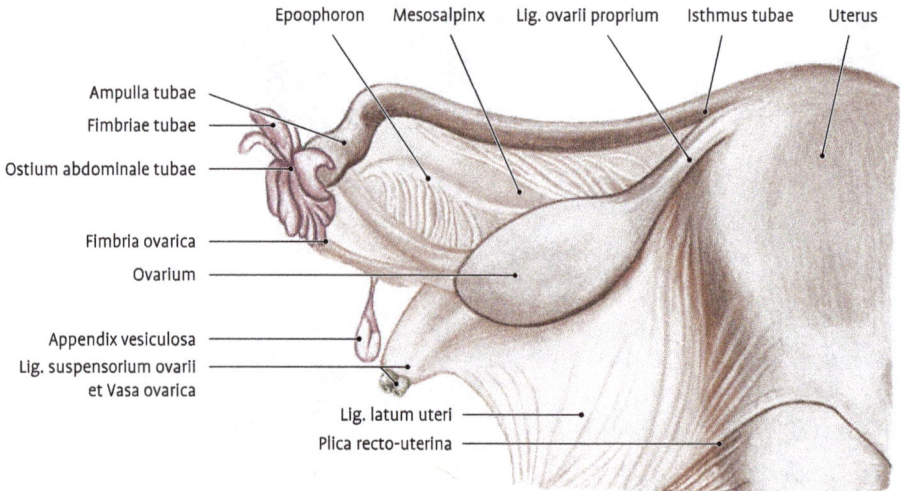

Abb. 2.30: Anatomie auf einen Blick: Uterus von dorsal gesehen mit linker Tube und linkem Ovarium [Waldeyer 2012].

- der intramurale Teil (Pars uterina tubae) durchsetzt die Wand des Uterus in der oberen, lateralen Ecke („Tubenwinkel") und vermittelt durch das Ostium uterinum tubae die Einmündung der Tube in das Cavum uteri.
  - Nach lateral folgt der gestreckt verlaufende Isthmus tubae mit 3–6 cm Länge und nur 2–4 mm Weite. Der Isthmus setzt sich in die 7–8 cm lange Ampulla tubae fort. Sie verläuft geschlängelt, besitzt Aussackungen und windet sich bogenförmig nach dorsal zum Ovar. Das Lumen ist in diesem Bereich ca. 4–10 mm weit.
  - Im ampullären Anteil der Tube findet normalerweise die Befruchtung des Eies statt. Nahe am Ovar erweitert sich die Ampulle zum
  - intraperitoneal gelegenen Tubentrichter (Infundibulum tubae).

> **!** **Merke:** Eileiterschwangerschaften nisten sich meist im ampullären Teil der Tube ein.

Durch Züge glatter Muskulatur im Ligamentum suspensorium ovarii, im Ligamentum ovarii proprium und innerhalb der Mesosalpinx hat die Tube eine passive Bewegungsmöglichkeit: ihre Streckung bzw. Verschiebung zusammen mit den Bewegungen des Fimbrientrichters ermöglichen zum Zeitpunkt der Ovulation die Aufnahme der Eizelle. Die Wand der Tube besteht aus:
- der Schleimhaut (Tunica mucosa)
- einer Muskelschicht (Tunica muscularis) und
- aus der Tunica serosa mit der daruntergelagerten Tela subserosa.

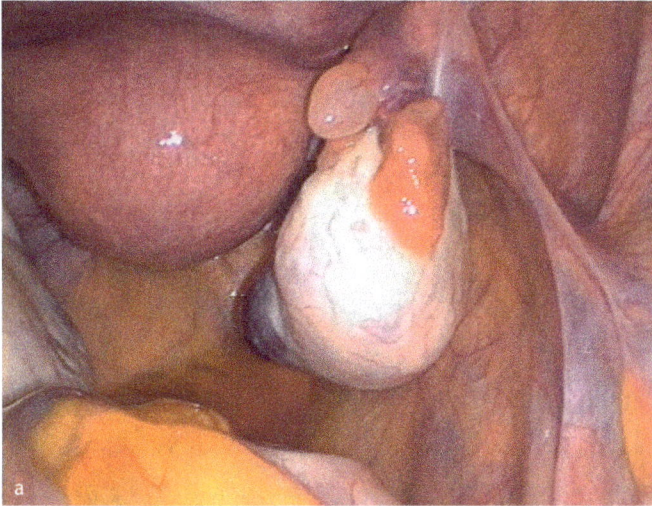

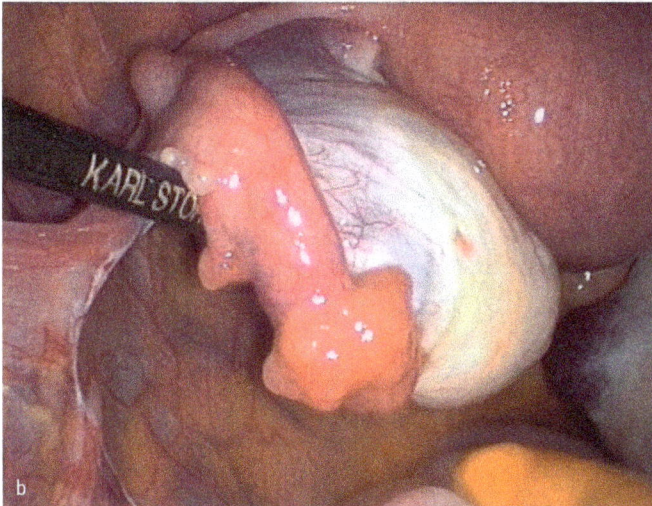

Abb. 2.31: Linke Tube mit leicht verplumpten Fimbrientrichter und kleinen Hydatiden (**a**). Kleine Hydatide neben unauffälligem Fimbrientrichter im Bereich der rechten Adnexe. Das rechte Ovar zeigt eine kleine Follikelzyste (**b**).

Die Schleimhaut besitzt ein einschichtiges hochprismatisches Flimmerepithel sowie einige sekretorische Zellen. Der Flimmerstrom ist uteruswärts gerichtet. Besonders im ampullären Teil bildet die Schleimhaut lumenwärts hohe Längsfalten mit Sekundär- und Tertiärfalten, die reich mit Blutgefäßen versehen sind. Im engen Lumen des Isthmus gibt es weniger und nur niedrige Schleimhautfalten.

Merke: Die Schleimhautfalten können bei Entzündungen verkleben, woraus z. B. Sterilität, Eileiterschwangerschaft, Hydro- oder Pyosactosalpinx resultieren können.

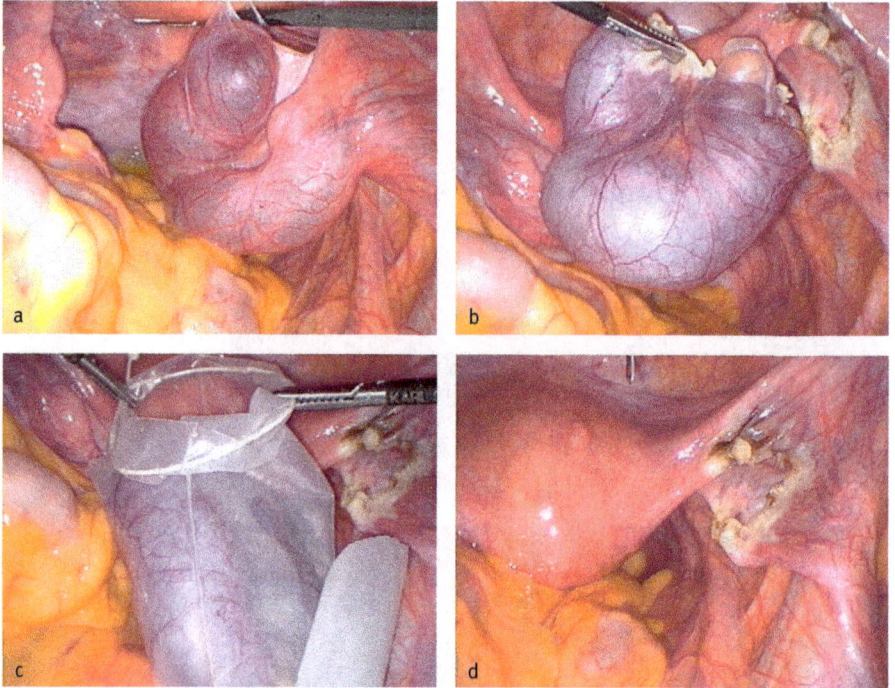

Abb. 2.32: Typisches Bild einer posthornförmig aufgetriebenen rechten Tube mit völlig verklebtem, de facto nicht mehr existentem Fimbrientrichter (**a**). Die funktionell zerstörte Tube wird über Bikoagulation und Schere abgesetzt (**b**) und in einem Bergebeutel geborgen (**c**). Der postoperative Situs muss bluttrocken sein (**d**).

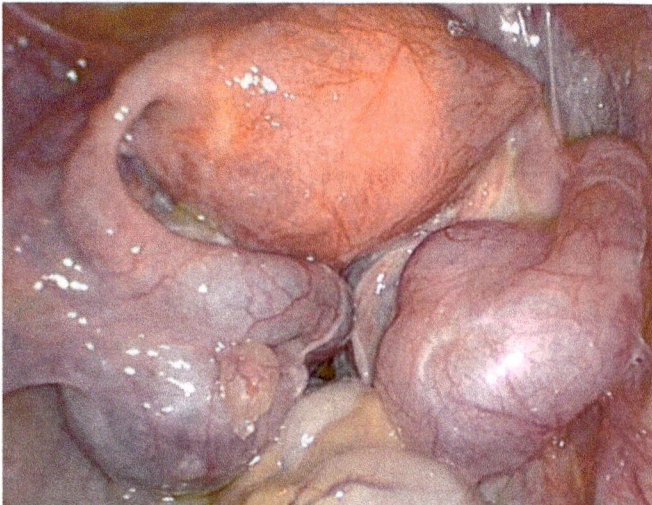

Abb. 2.33: Typische posthornförmige Auftreibung der Tuben beim Tuboovarialabszess.

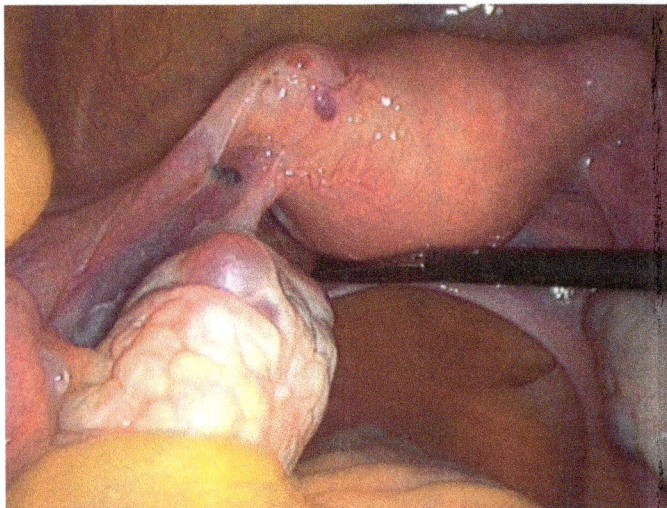

Abb. 2.34: Tubenwinkelendometriose links als typisches Schwangerschaftshindernis.

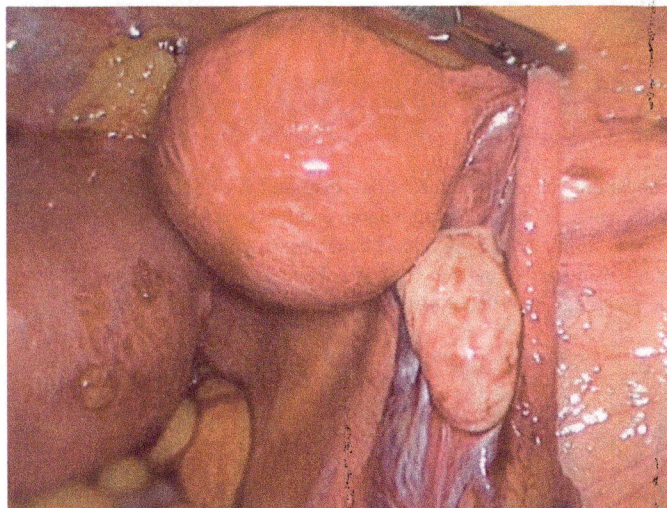

Abb. 2.35: Seltenes Bild eines Tubenadenoms. Die Patientin wurde unter dem Verdacht eines Ovarialtumors rechts laparoskopiert. Das Ovar ist aber völlig unauffällig.

Die glatte Muskulatur der Tunica muscularis ordnet sich zu gegensinnigen Spiralsystemen an, die perivaskulär bis in die Mesosalpinx ausstrahlen. Die Tubenmuskulatur sorgt für die peristaltische Weiterbeförderung der Eizelle, für die Durchmischung des Tubeninhaltes und ist an den Bewegungen zum Zwecke des Eiauffanges beteiligt. Die Tela subserosa unter dem Peritoneum enthält eine zarte Längsmuskulatur, die in die Mesosalpinx ausstrahlt sowie Gefäße und Nerven.

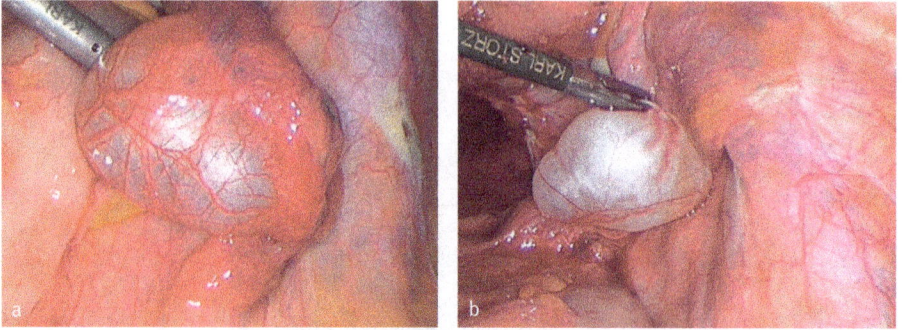

Abb. 2.36: Hydatide der rechten Tube vor (**a**) und nach laparoskopischer Entfernung (**b**).

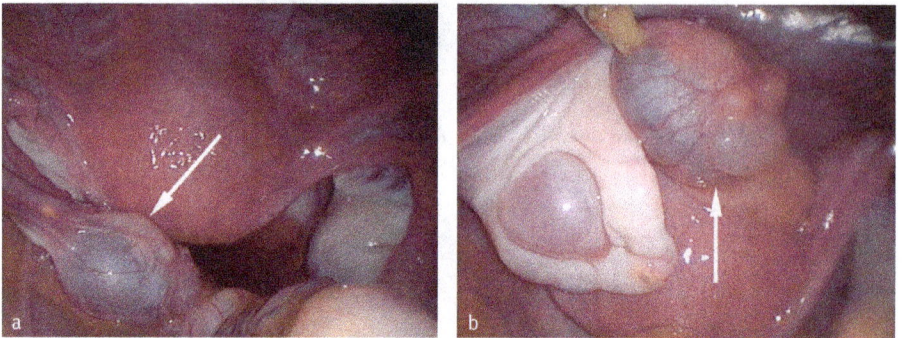

Abb. 2.37: Typische Hydatide im Bereich des linken Fimbrientrichters bei einer jungen Patientin mit Unterbauchschmerzen (**a**). Man kann Hydatiden punktieren und fenstern, aber auch ausschälen. Ob diese Hydatide (**b**) bei dieser Größe jedoch die tatsächliche Ursache für die angegebenen linksseitigen Unterbauchschmerzen war, ist bei sonst unauffälligem Genitale recht fraglich. Unterbauchschmerzen gehören zu den mehrdeutigsten Symptomen in der Frauenheilkunde.

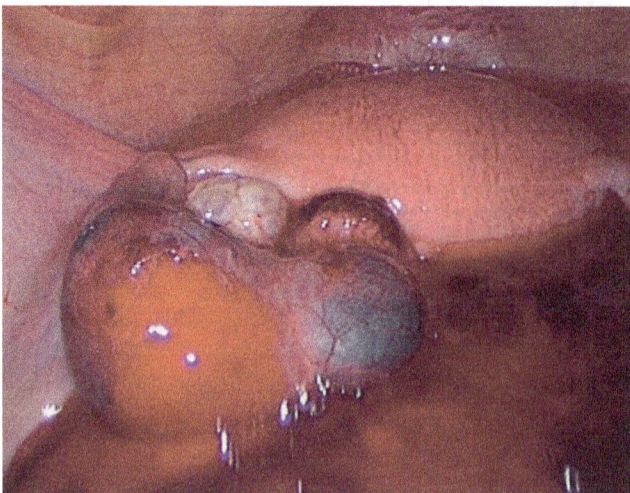

Abb. 2.38: Typisches Bild einer blutenden extrauterinen Gravidität (EUG) links mit dem sichtversperrenden Blutkuchen im kleinen Becken. Jetzt gleich Kopftieflage veranlassen!

2.7.2.5 Ovarien

Die Eierstöcke sind meistens problemlos zu finden, es sei denn, massive Adhäsionen verdecken die Sicht oder den Zugang. Die Ovarien müssen bei der Laparoskopie stets von allen Seiten inspiziert werden (Abb. 2.39). Es reicht nicht, einfach „draufzusehen". Pathologische Befunde, z. B. Endometrioseherde, finden sich häufig auf der gerade nicht bequem einsehbaren Ovarialoberfläche (Abb. 2.40).

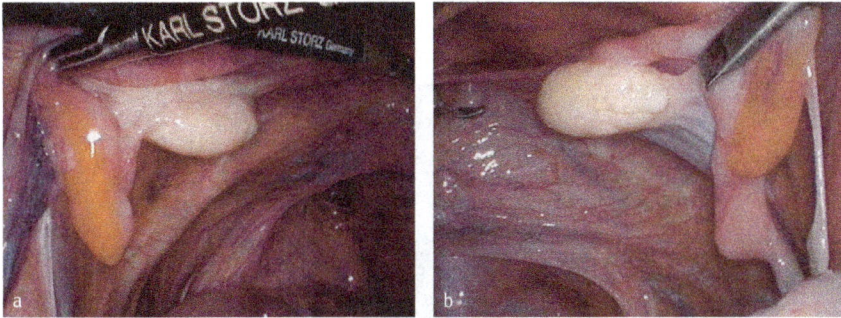

Abb. 2.39: Darstellung der Ovarien. Beurteilt werden Lage, Größe, Form und Gyrierung. Alle Oberflächen der Ovarien müssen angesehen werden, um keine pathologischen Befunde zu übersehen. (**a**) linke Adnexe (**b**) rechte Adnexe.

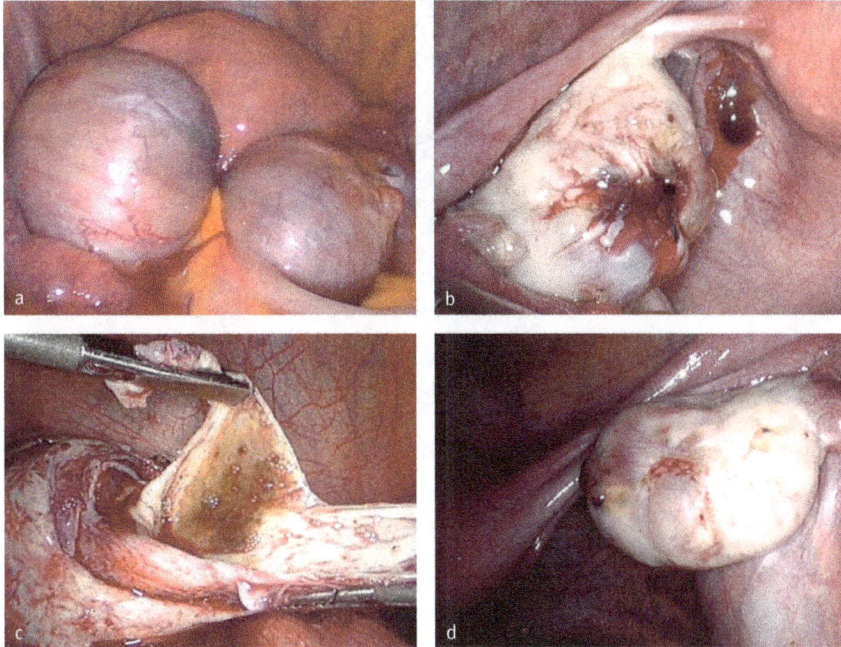

Abb. 2.40: Typische ausgeprägte Endometriosezysten beider Ovarien (**a**) sowie oberflächliche Ovarialendometriose links (**b**) bzw. rechts (**d**) sowie eröffnete dickwanddige Endometriosezyste im rechten Ovar (**c**).

Beachte:

– Form, Größe und Gyrierung
– Beziehung zum Uterus, zur Tube, zur Beckenwand und zum Sacrouterinligament
– Follikel (Zyklustag?) Alter?
– Zysten? Tumore? Proliferationen? Auflagerungen? (Abb. 2.41, Abb. 2.42)
– Entzündungen?
– Stieldrehung? Iatrogene Veränderungen nach Vor-OP? (Abb. 2.43)

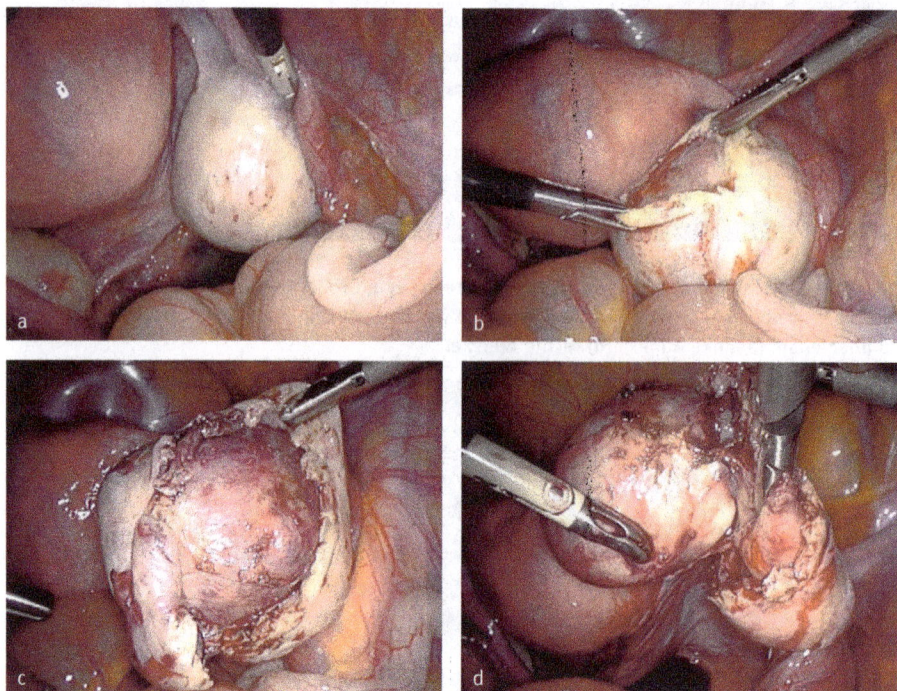

Abb. 2.41: Dermoidzyste des rechten Ovars mit nahem Blinddarm (**a**). Durch die intraovarielle Zyste ist die normale Gyrierung des Ovars aufgehoben. Der Eierstock erscheint rund und glatt. Nach antimesenterialer Spaltung der Tunica albuginea (**b**) kommt die Dermoidzyste zum Vorschein. Die Dermoidzyste kann nun schrittweise aus dem Ovar (**c**) herauspräpariert und über einen Bergesack entfernt werden (**d**).

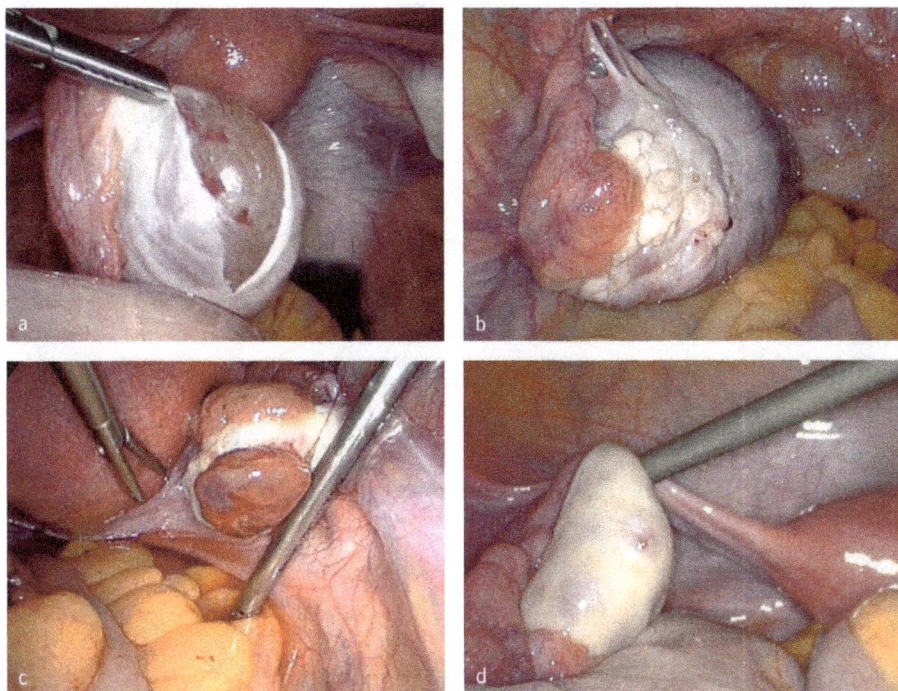

Abb. 2.42: Die Eierstöcke liefern dem laparoskopischen Operateur zahlreiche Befunde, die es zu erkennen gilt. Dazu gehören u. a. Funktionszysten (**a**), ein seröses Zystadenom (**b**), eingeblutete Corpus-luteum-Zysten (**c**) und polyzystische Ovarien (**d**).

Die paarig angelegten Eierstöcke (ca. 3 × 2 × 2 cm) sind plattoval. Sie liegen *intraperitoneal* in der Fossa ovarica, die durch die Aufzweigung der A. iliaca communis in die A. iliaca interna bzw. die A. iliaca externa an der seitlichen Beckenwand gebildet wird. Bei schlanken Frauen und bei pathologischen Befunden (Adnextumore) sind sie vom lateralen Scheidengewölbe aus gut zu tasten. Bei adipösen Frauen können sich die Eierstöcke einer palpatorischen Beurteilung entziehen.

Merke: Die Vaginalsonografie ist heute die diagnostische Methode der Wahl. !

Am Ovarium unterscheidet man
– eine Extremitas tubaria und
– eine Extremitas uterina.

Der freie Rand (Margo liber) ist nach dorsal, der Margo mesentericus nach ventral gerichtet. Die Oberfläche ist meist narbig-gyriert. Eine glatte Oberfläche findet sich bei älteren Frauen, beim PCO-Syndrom (porzellanartige Ovarien) und nach Bestrahlung (Ovarialinsuffizienz). Hinter dem Ovar verlaufen retroperitoneal:

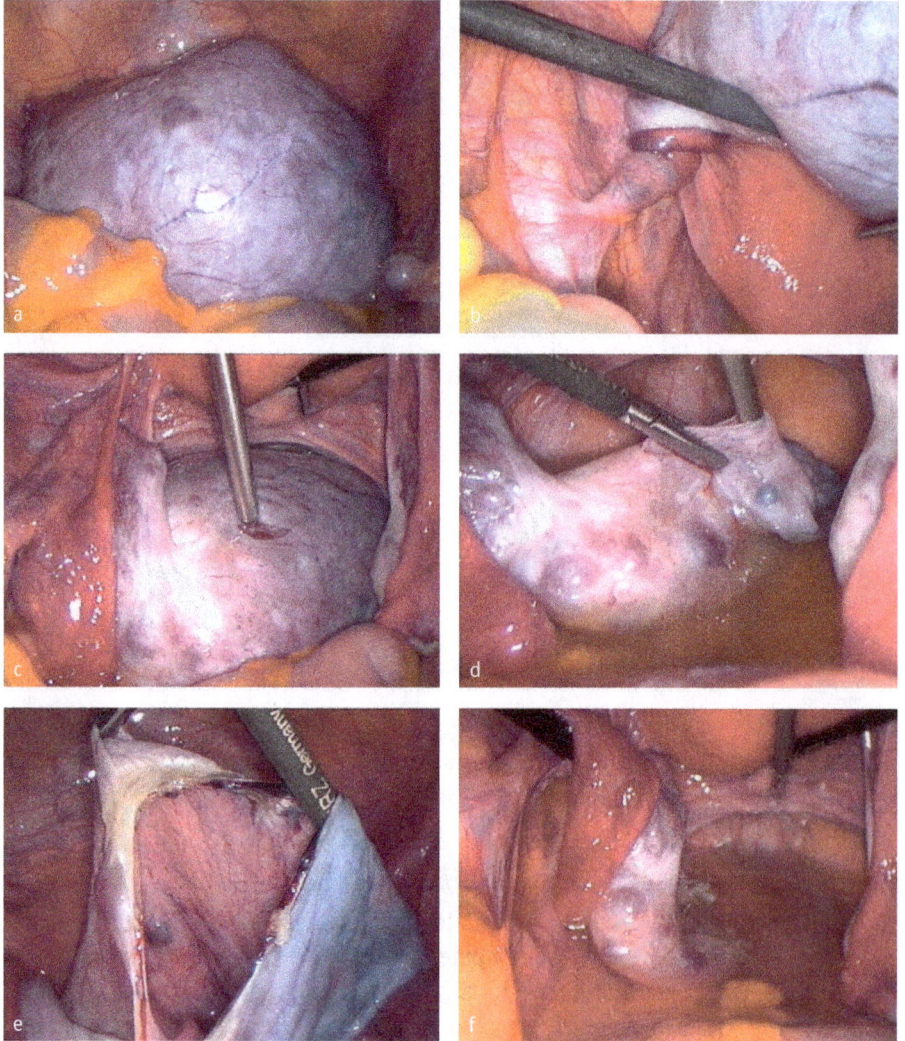

Abb. 2.43: Die junge Patientin wurde mit akuten Unterbauchschmerzen nach Geschlechtsverkehr aufgenommen. Bei der kaum noch möglichen gynäkologischen Untersuchung war das gesamte kleine Becken hochdolent. Im Ultraschall wurde eine fast 8 cm durchmessende Zyste gesehen (**a**). Unter der klinischen Verdachtsdiagnose einer Stieldrehung erfolgte die Indikation zur sofortigen Laparoskopie. Die Diagnose wurde bestätigt (**a, b**), die Adnexe intraoperativ detorquiert (**b, c**). Nach der Detorquierung der Adnexe erholte sich die linke Tube sofort, was an der gesunden Farbe zu erkennen war (**c, d**). Die Zyste wurde punktiert und abgesaugt (**c, d**). Der Zysteninhalt wurde später zytologisch untersucht, ergab jedoch erwartungsgemäß keinen pathologischen Befund. Die Zystenhöhle wurde genau inspiziert (**e**). Auffällig war die Blauverfärbung der lateralen, ausgedünnten Wand des Eierstockes (**e**). Diese wurde mit dem Zystenbalg reseziert, bis der Wundrand wieder frische Blutungen zeigte, d. h. vitales Gewebe erreicht war. Der histopathologische Befund ergab konsequenterweise nekrotische Veränderungen. Nach ausführlichen Saug-Spül-Manövern stellt sich ein „erholter Situs" dar (**f**). Der drohende Organverlust konnte abgewendet werden.

- der Harnleiter
- die Vasa obturatoria sowie
- der N. obturatorius.

> **Merke:** Ausgedehnte Ovarialprozesse (Entzündungen, Tumor) können somit schmerzhaft in die Oberschenkel ausstrahlen. Auf der rechten Seite muss bei Beschwerden die Appendix als Nachbarorgan bedacht werden – auf der linken Seite an die Folgen einer Divertikulitis. **!**

Der Eierstock (Abb. 2.44–2.49) ist „schwebend" mit seinen benachbarten Strukturen verbunden. Das Ligamentum ovarii proprium, in dem der Ramus ovaricus der A. uterina verläuft, verbindet den medialen Ovarialpol mit dem Tubenwinkel. Der obere, laterale Ovarialpol wird durch das Ligamentum suspensorium ovarii, welches die Vasa ovarica enthält, mit der Beckenwand verbunden. Der Margo mesovaricus ist über das Mesovarium an der Rückseite des Ligamentum latum fixiert. Dieser Aufhängemechanismus im Zusammenhang mit der Gefäßversorgung ist von Bedeutung, wenn es zu einer Rotation eines zystischen Ovariums um seine Achse kommt (Stieldrehung), was klinisch ein akutes Abdomen zur Folge hat. Neben dem Ovar, im Bereich der Mesosalpinx, kann man die Nebeneierstöcke (Epoophoron) als entwicklungsgeschichtliche Reste der Urniere finden, die sich klinisch gelegentlich als zystische Strukturen (Hydatiden) darstellen.

Der Eierstock besteht aus
- einer peripheren, dichteren Rindenschicht und
- einer lockeren zentralen Markschicht, welche die Rinde nur am Hilus ovarii durchbricht.

Hier verlaufen Blut- und Lymphgefäße sowie vegetative Nerven vom Mark bis in die Rinde. Die Rindenschicht, Cortex ovarii, besteht aus
- dem Epithelium superficiale, dem sog. Keimepithel,
- der Tunica albuginea und
- dem Stroma ovarii.

Das Oberflächenepithel ist kubisch bis zylindrisch, ein modifiziertes Peritonealepithel. Unter ihm liegt die kollagenfaserreiche Tunica albuginea und erst darunter, im Stroma ovarii der Rinde, findet man die Follikel in unterschiedlichen Stadien (Primär-, Sekundär-, Tertiär- bzw. sprungreifer Follikel) sowie den Gelbkörper oder seine Reste bzw. atretische Follikel. Das Stroma ovarii besteht aus einem zellreichen Bindegewebe mit spindelförmigen Zellen sowie parallel, in Wirbeln oder „fischzugartig" angeordneten kollagenen und Gitterfasern.

> **Merke:** Das unruhige Bindegewebsbild entspricht der Fähigkeit zu ständigen Umbauprozessen während der Zyklen. **!**

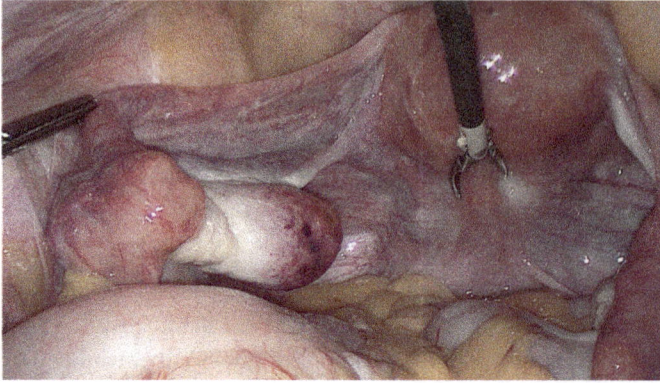

Abb. 2.44: Eingeblutete, symptomatische Follikelzyste links. Follikelzysten werden nicht primär operiert, sondern endokrin mit Gestagenen behandelt.

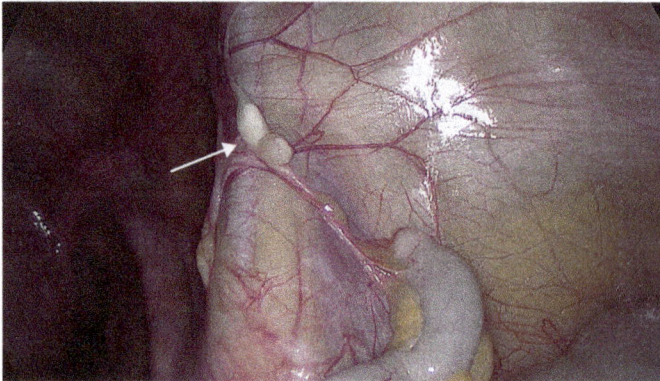

Abb. 2.45: Embryologisch kann es zu Fehlanlagen kommen. Hier ein rudimentäres Ovar auf der A. iliaca externa rechts.

Die Blutversorgung des Ovars erfolgt durch die A. ovarica, die beidseits knapp unterhalb der Aa. renales aus der Aorta abdominalis entspringt. Aus der A. uterina führt der Ramus ovaricus zum Ovar und anastomosiert im Rete ovarii mit der A. ovarica. Forcierte Koagulationen im Rahmen einer laparoskopischen Tuben-Sterilisation können zu einer Minderdurchblutung mit der Konsequenz der Ovarialinsuffizienz führen (Poststerilisations-Syndrom).

Das venöse Blut fließt über die V. ovarica dextra in die V. cava inferior bzw. über die V. ovarica sinistra in die V. renalis. Die nervale Innervation verläuft über den Plexus ovaricus aus dem Plexus aorticus sowie dem Plexus renalis (Harnleiter). Die Lymphabflusswege der Tuba uterina und des Ovars weisen Verbindungen auf.

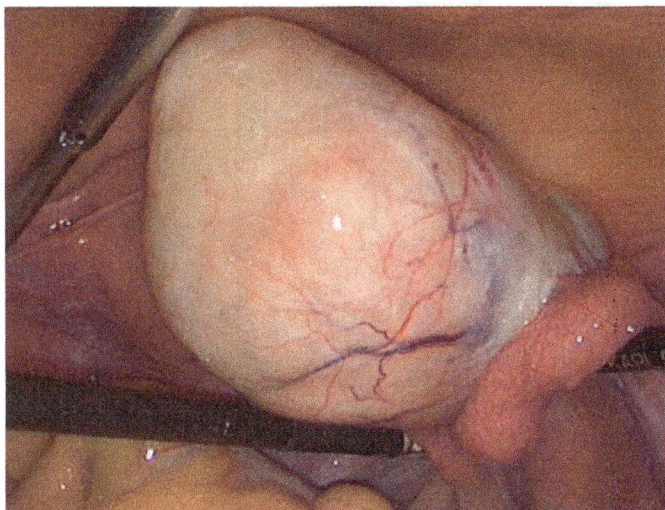

Abb. 2.46: Thecofibrom rechts.

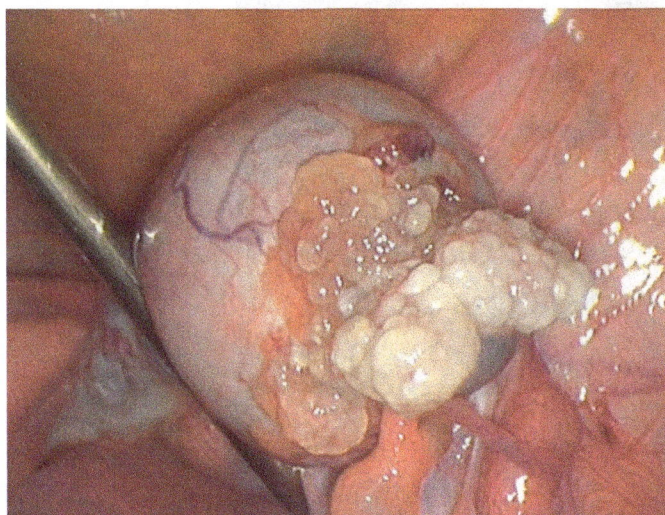

Abb. 2.47: Borderline-Tumor mit typischen Proliferaten bei einer jungen Patientin.

Die Lymphe fließt zu den
– paraaortalen und paracavalen Lymphknotenstationen (entlang der Ovarial-
  venen)
– Lnn. interiliaci
– Lnn. sacrales superiores und
– Lnn. inguinales (entlang der Ligg. rotunda).

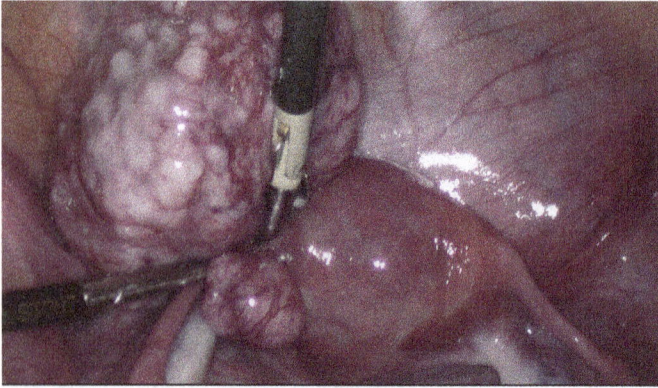

Abb. 2.48: Erfreuliche Fehldiagnose. Der sonografisch suspekte Ovarialtumor links entpuppt sich als gestieltes subseröses Myom.

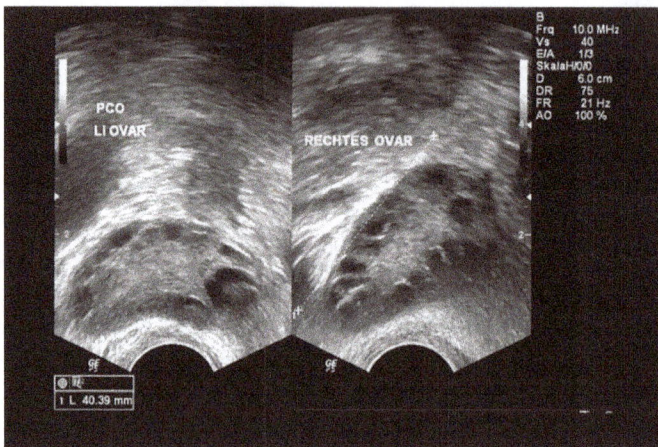

Abb. 2.49: Typisches Ultraschallbild polyzystischer Ovarien (siehe auch Abb. 2.67).

2.7.2.6 Fossa ovarica

Um die Fossa ovarica beurteilen zu können, muss sie auch konsequent dargestellt werden, d. h. Sie fassen das Ovar, heben es hoch und durchmustern die ganze Fossa ovarica (Abb. 2.50).

Beachte:

– Peritoneum – Vaskularisation, Verklebungen, Auflagerungen, Proliferationen?
– Verhindern Ovarialverklebungen oder Adhäsionen die Einsehbarkeit?
– Ist der Ureterverlauf sichtbar?
– Liegt eine Varikosis uteri vor?

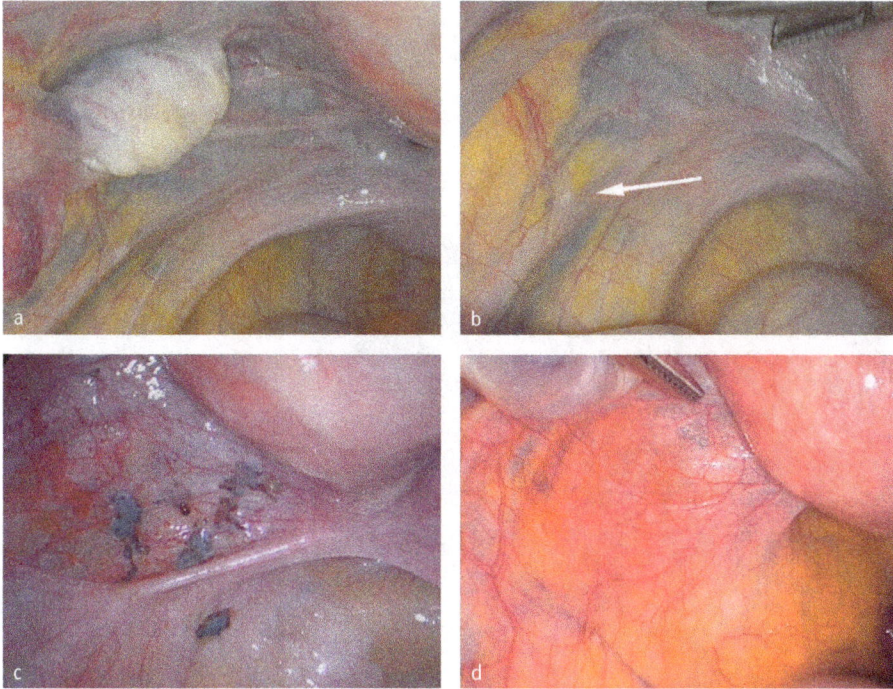

Abb. 2.50: Fossa ovarica links mit Ovar (**a**) und angehobenen Ovar (**b**). Der Ureterverlauf ist gut sichtbar – darauf sitzt ein minimaler Endometrioseherd (**b**). Endometrioseherde finden sich bevorzugt in der Fossa ovarica und auf den Sacrouteriligamenten sowie in Douglasbereich (**c**). Unauffällige Fossa ovarica (**d**).

2.7.2.7 Sacrouterinligamente

Die Sacrouterinligamente (SUL) sind nach neuerem Verständnis der funktionellen Gynäko-Anatomie keine Bänder im eigentlichen anatomischen Sinne, sondern embryologisch vorgegebene Bindegewebsduplikaturen, die Gefäße und Nerven führen. Eröffnen Sie das Peritoneum unterhalb des Sacrouterinligamentes, so gelangen Sie in den Rektovaginalraum ohne den Ureter fürchten zu müssen. Öffnen Sie das Peritoneum oberhalb des SUL, so müssen Sie den Ureter, die Arteria uterina, Venen und Nerven im Auge haben. Entzündungen, Malignome oder Endometriose können im SUL-Bereich gefunden werden (Abb. 2.51).

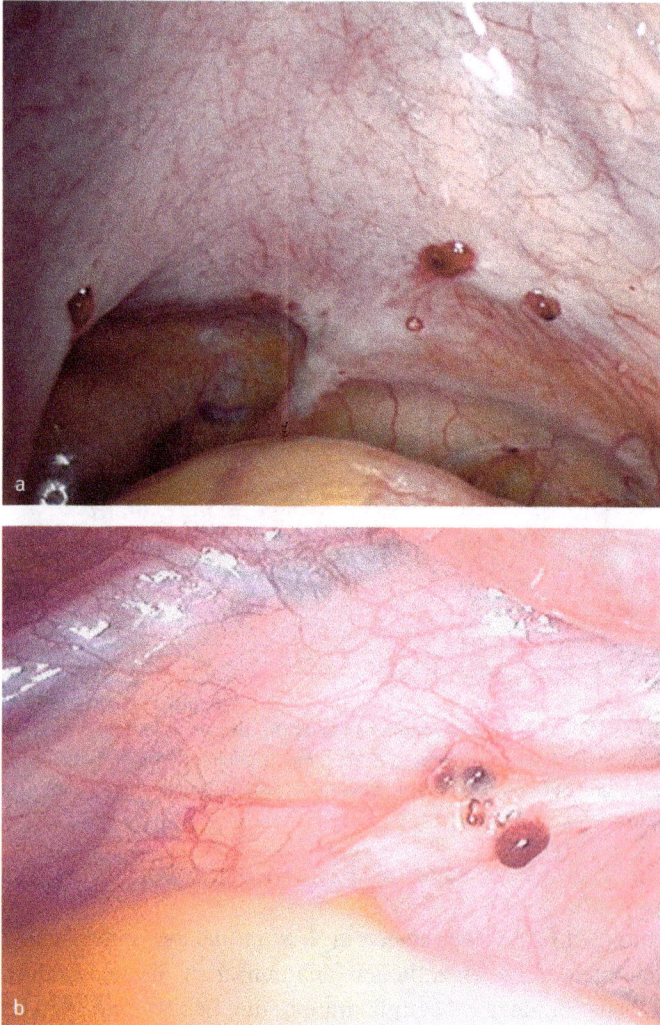

Abb. 2.51: Frische rote Endometrioseherde im Bereich der Sacrouterinligamente (**a**). Kolbenförmige Auftreibung des linken Sacrouterinligamentes durch einen aktiven Endometrioseherd (**b**).

2.7.2.8 Ureter

Der retroperitoneal liegende Harnleiter ist eine zarte und mobile Struktur, die es zu schonen gilt. Man kann aber nur etwas schonen, wenn man es auch sieht! Also muss man den Harnleiter in vielen operativen Situationen darstellen (Abb. 2.52–2.55). Der Harnleiter ist von einem zarten Perimysium umgeben und wird von der kleinen Arteria ureterica mit dazugehörigen zarten Venenkomplexen versorgt. Greifen Sie nach dem Perimysium – greifen Sie möglichst nie direkt den Ureter.

Die typischen Prädeliktionstellen für Harnleiterverletzungen in der operativen Gynäkologie sind in Abbildung 2.56 dargestellt:

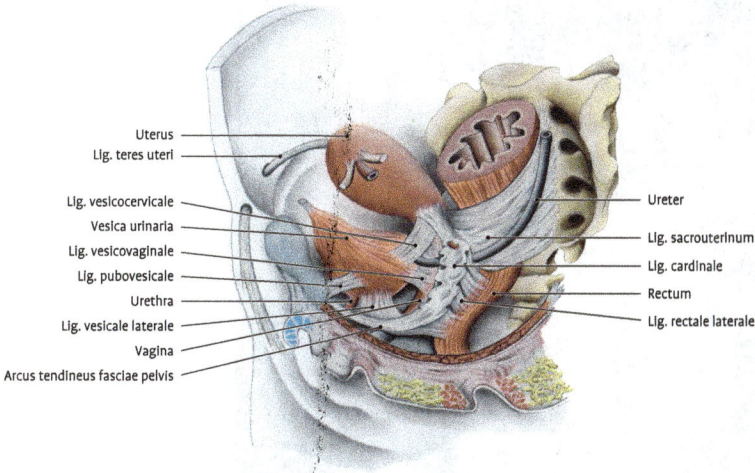

Abb. 2.52: Linke Beckenwand entfernt. Ansicht der Beckenorgane und des Beckenbindegewebes von lateral, Lig. Cardinale und Arcus tendineus pelvis an der Beckenwand abgetrennt [Waldeyer 2012].

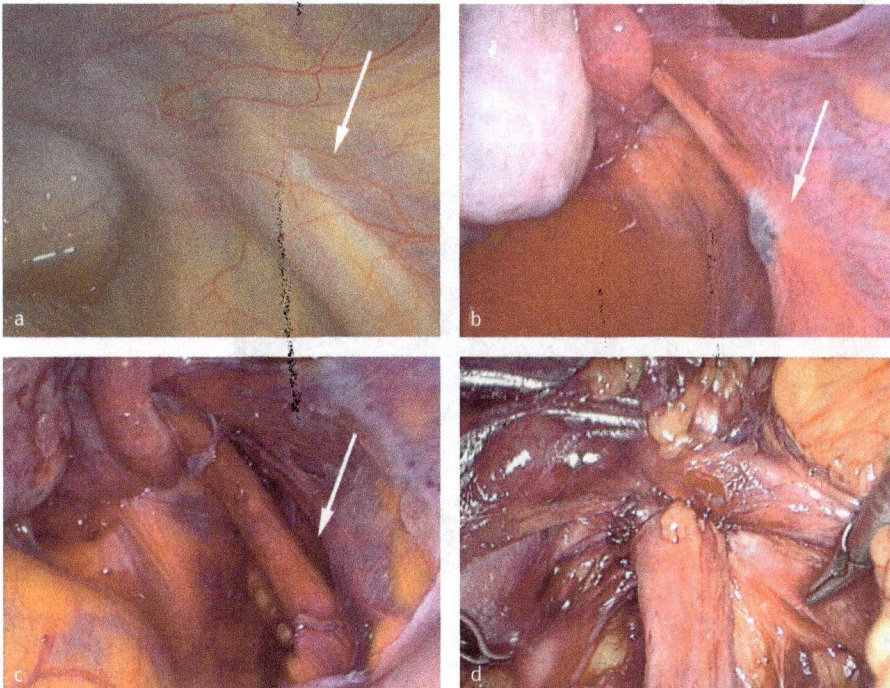

Abb. 2.53: Der normale Ureterverlauf lässt sich häufig sehr gut subperitoneal beobachten (**a**). Ein simpler Endometrioseherd in der Fossa ovarica (**b**) kann den Ureter in Mitleidenschaft ziehen. Die retroperitoneale Ureterdarstellung (**c**) ist essentiell, erleichtert die radikale Endometrioseresektion und macht sie sicherer. Nicht selten ist der Ureter im Bereich der „pelvinen Schwachstelle" für Endometriose (Sacrouterinligament, Kreuzung der Arteria uterina und des Ureters) im Sinne einer extrinsischen Ureterendometriose ummauert (**d**). Er muss Schritt für Schritt aus dieser Situation befreit werden (Dekompression). Die stenosierende, intrinsische Ureterendometriose wird mit einer Ureterteilresektion mit Anastomose oder Ureterneuimplantation behandelt.

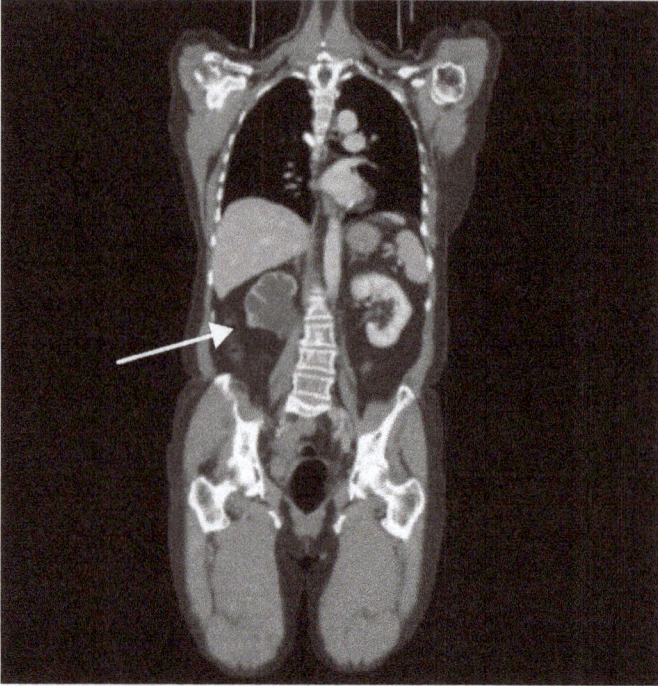

Abb. 2.54: Klassischer Nierenstau im MRT – leider nicht schon im Ultraschall entdeckt.

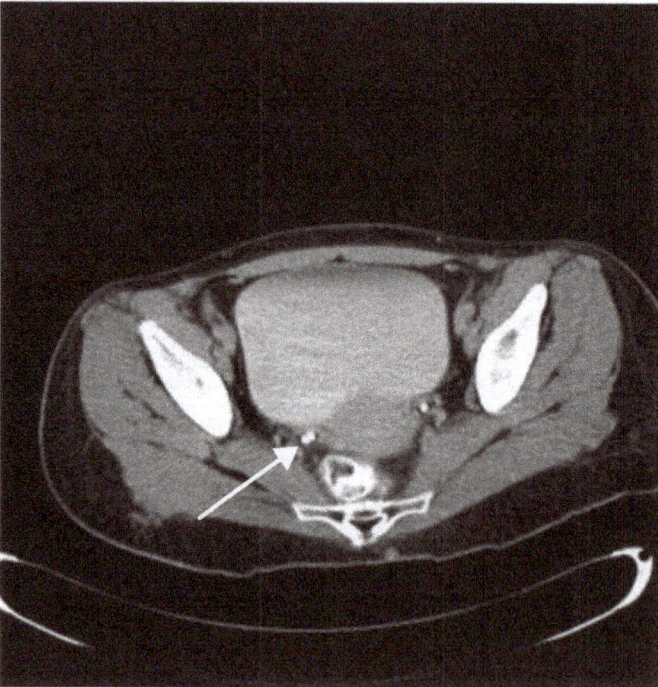

Abb. 2.55: Doppelter Ureter (Pfeil): immer nach urogenitalen Doppelbildungen fahnden, wenn eine genitale Doppelbildung vorhanden ist.

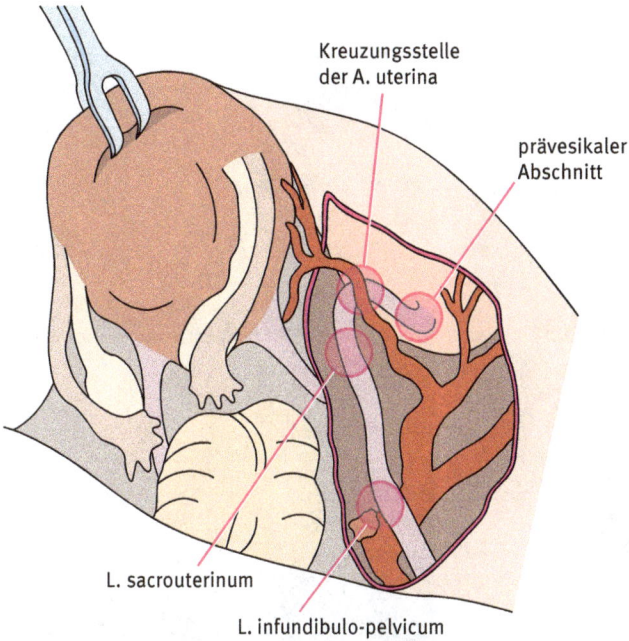

Abb. 2.56: Die typischen Stellen der iatrogenen Ureterverletzungen: das Ligamentum infundibulo-pelvicum (**1**), das Ligamentum sacrouterinum (**2**); Beispiele: Douglas-Endometriose, Parametritis, die Kreuzungsstelle der A. uterina (**3**); Beispiele: Blutungen im Uterinagebiet, parametrane Infiltration, der prävesikale Abschnitt (**4**).

2.7.2.9 Douglasperitoneum

Der Douglasraum (Excavatio retrouterina) gilt als der tiefste Punkt im kleinen Becken. Konsequenterweise findet man hier den Boden für entzündliche oder tumoröse Prozesse (Abb. 2.57, Abb. 2.58).

Beachte:

- Einsehbarkeit?
- Flüssigkeiten?
- Peritoneum – Vaskularisation? Oberflächenbeschaffenheit? Proliferationen? Adhäsionen?
- Tumore?
- Besonderheiten (Abb. 2.59–Abb. 2.62)
- Beziehungen zum Rektum? Sigma? Dünndarm? Uterus?

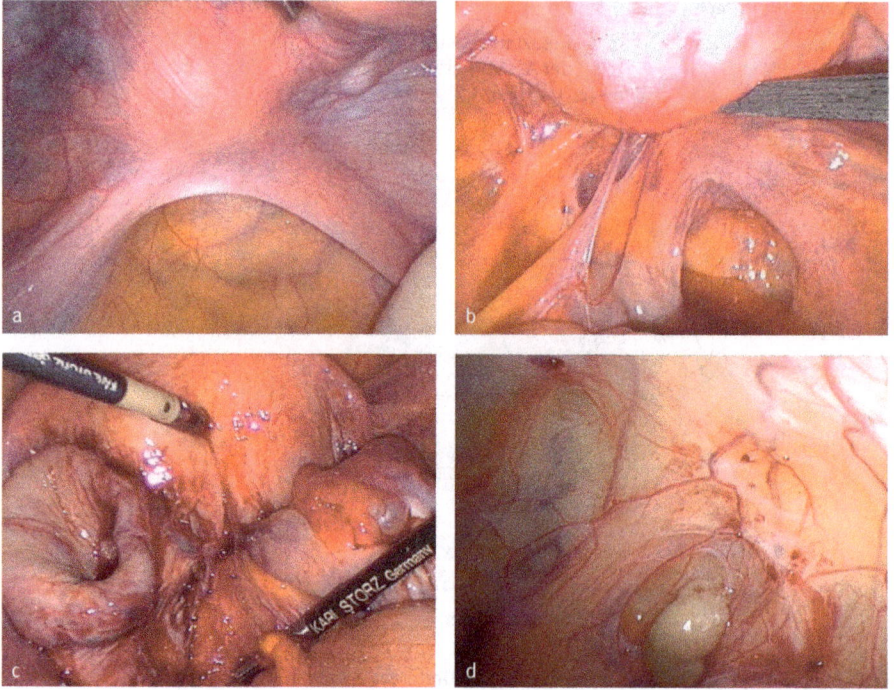

Abb. 2.57: Normaler Douglasraum (**a**); Darmadhäsion (**b**); Schwerste Endometriose: der Douglas ist komplett obliteriert (**c**); Bei solchen Befunden sollte man immer von einer Darminfiltration ausgehen bis das Gegenteil bewiesen ist. Adipöse und endometriosebedingte Auflagerungen (atypische Endometriose) im Bereich des Douglas-Peritoneums (**d**).

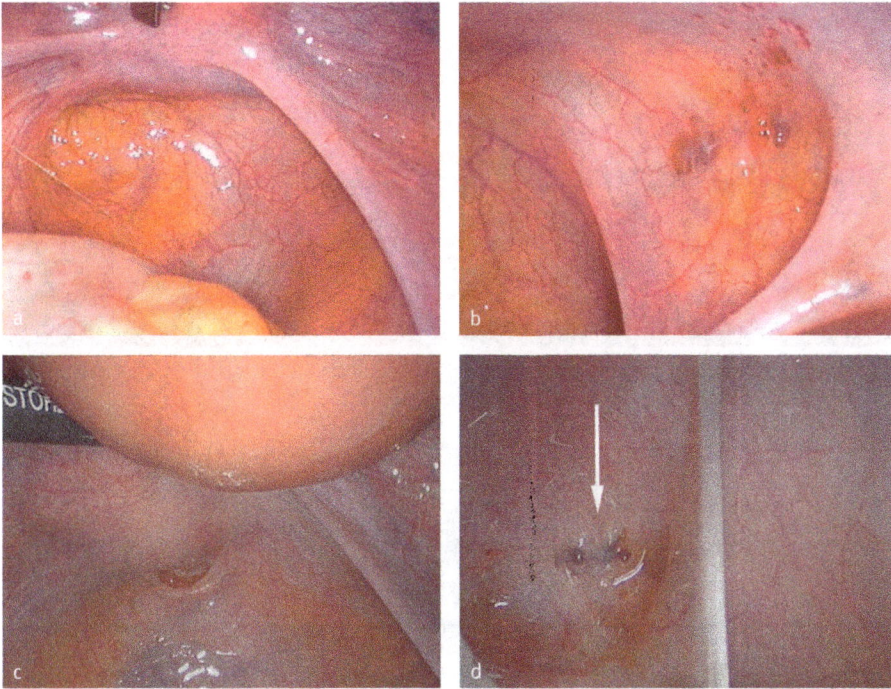

Abb. 2.58: Der erste Eindruck kann täuschen! Auf den ersten Blick erscheint der Douglas-Raum (**a**) völlig unauffällig. Erst unter der Falte des rechten Sacrouterinligamentes zeigt sich ein frischer Endometrioseherd (**b**). Eine kleine Falte im Douglas erscheint wenig suspekt (**c**). Nach Aufspannen und genauer Inspektion zeigt sich ein kleiner, aber invasiver Endometrioseherd (**d**).

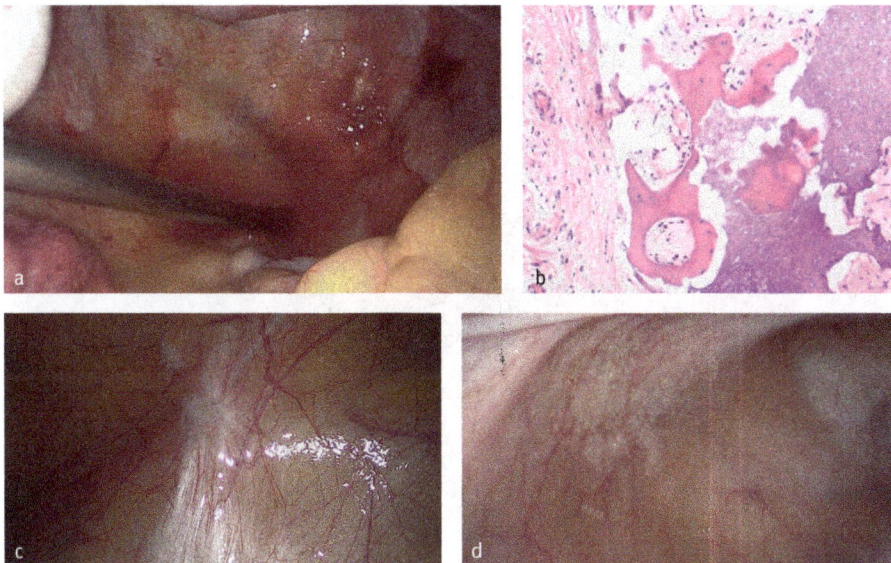

Abb. 2.59: Ossäre Metaplasie des Peritoneums (**a**, **b**); Endometriose mit beginnender radiärer Einziehung (**c**); Endosalpingiose (**d**).

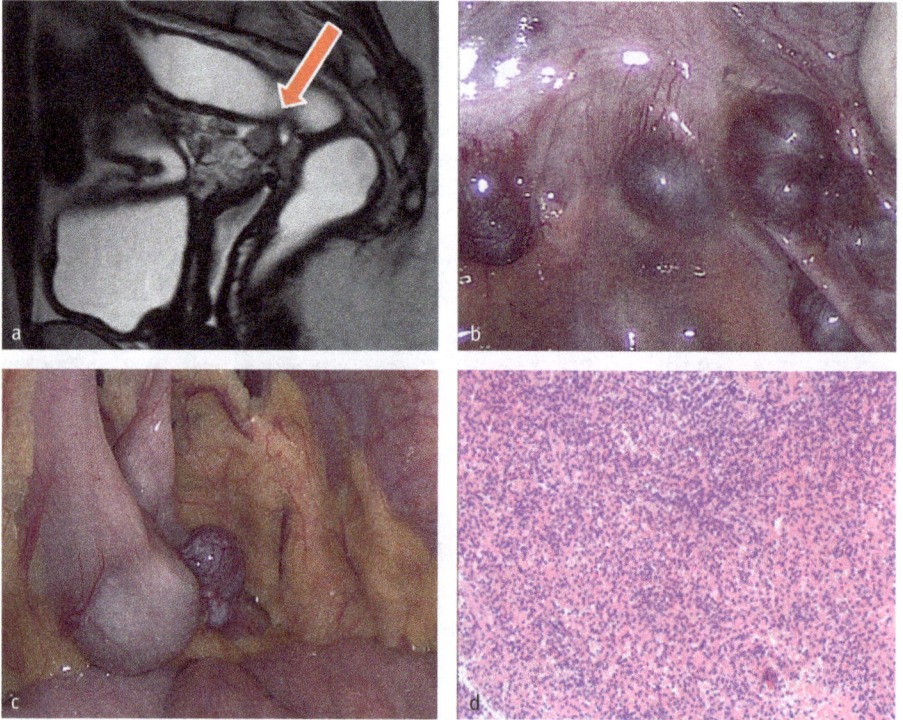

Abb. 2.60: Splenosis.

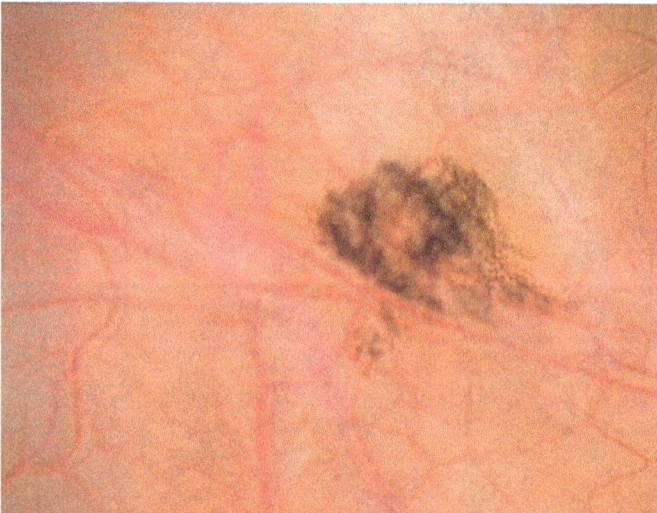

Abb. 2.61: Peritonealmelanosis.

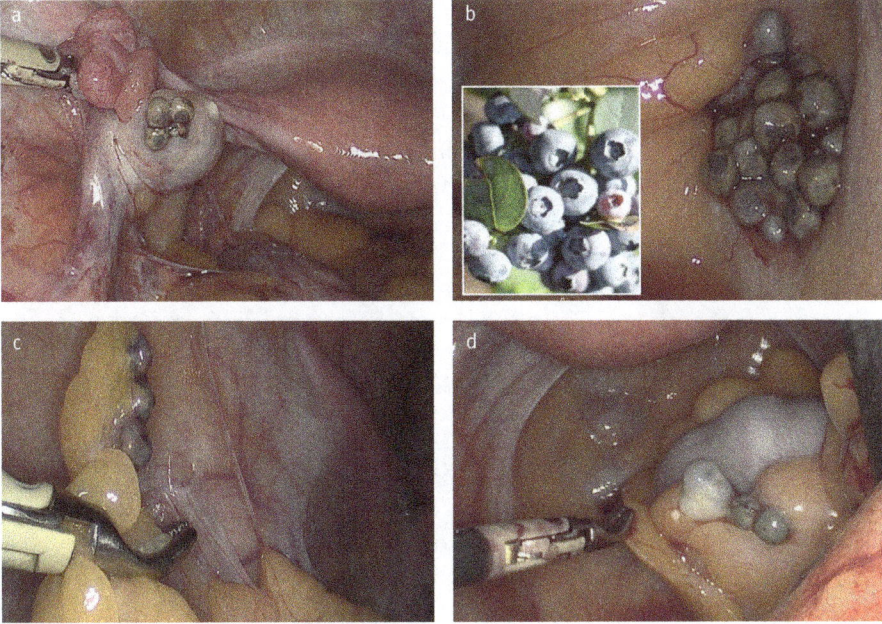

Abb. 2.62: „Blaubeer-Zeichen": Die laut vorliegendem OP-Bericht komplett und sicher entfernten Gallensteine finden sich Jahre später im kleinen Becken wieder.

2.7.2.10 Uterus

Merke: Der Uterus ist das *Zentralorgan der Gynäkologie*. Das Denken der Frauenärzte ist (noch) uteruszentriert!

Dennoch gehört der nichtschwangere Uterus zu den am schlechtesten untersuchten Organen des Menschen in vivo (Abb. 2.63). Es fällt auf, wie stiefmütterlich dieses Organ in den Operationsberichten behandelt wird. Mehr als eine „normale Größe", gelegentlich die Lage und die Farbe werden in der Regel nicht beschrieben. Wir kennen Entzündungen, Fehlbildungen, die Adenomyosis uteri, Myome und bösartige Tumore. Über Stoffwechselstörungen (z. B. Glykogen- od. Lipidspeicherkrankheiten), über die Gewebe-Gewebe-Wechselwirkungen dieses komplexen Organs oder über Erkrankungen seiner Gefäße und Nerven im nichtschwangeren Zustand ist wenig bekannt. Die Kardiologen sind mit ihrem *Zentralorgan* inhaltlich wesentlich weiter.

Beachte: (Abb. 2.64–Abb. 2.67)
– Größe, Form, Lage und Mobilität?
– Beziehung zu Nachbarorganen?
– Serosabeschaffenheit?
– Kontraktionsmuster und Ischämiezonen?
– Varicosis uteri? Adenomyosis uteri?
– Tumore

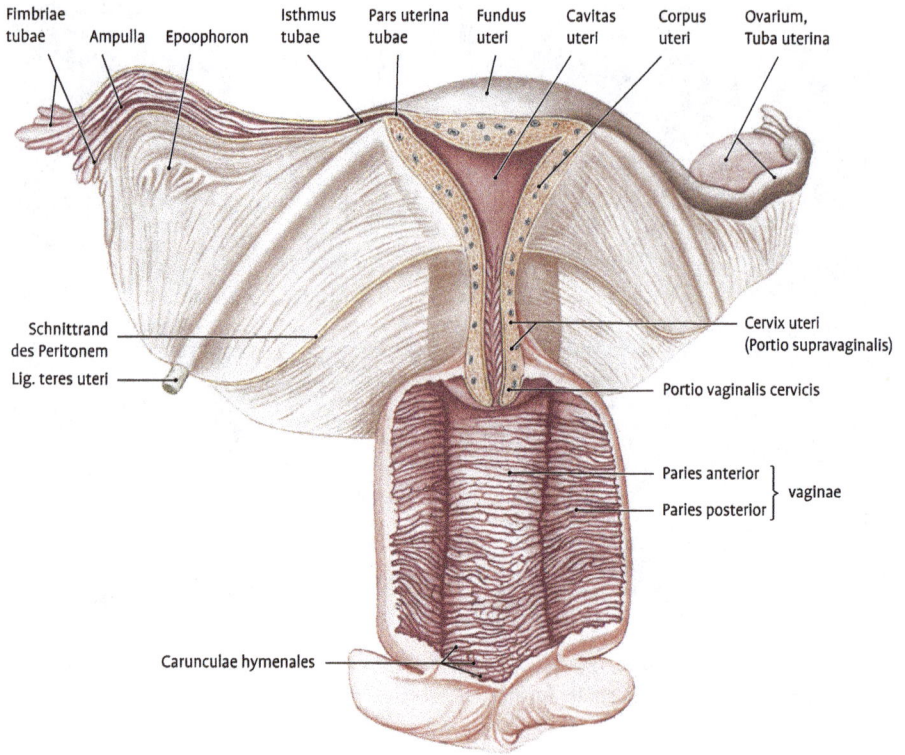

Abb. 2.63: Anatomie des Uterus: Vagina und rechte Tuba uterina von ventral eröffnet. Linker Eileiter und linker Eierstock in natürlicher Lage. Lig. latum uteri [Waldeyer 2012].

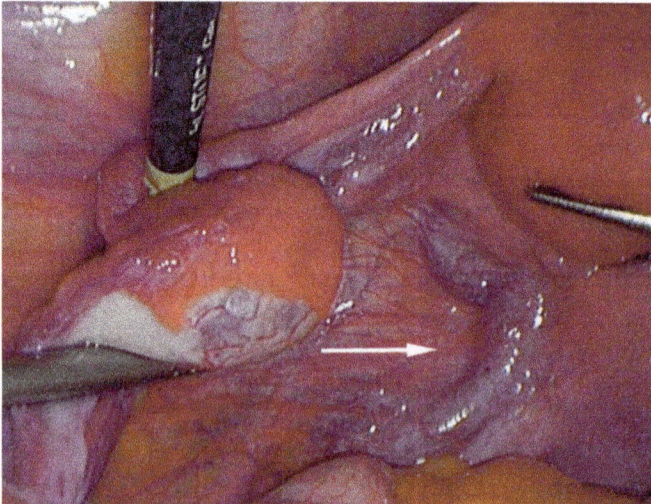

Abb. 2.64: Schwere Varicosis uteri bei Patientin mit Dysmenorrhoe.

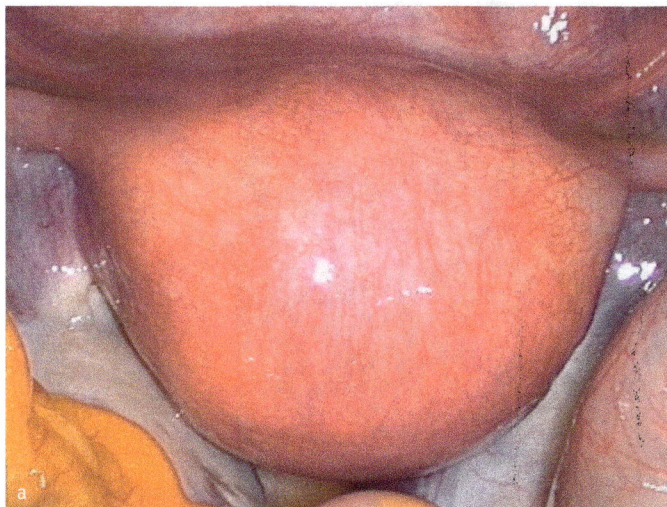

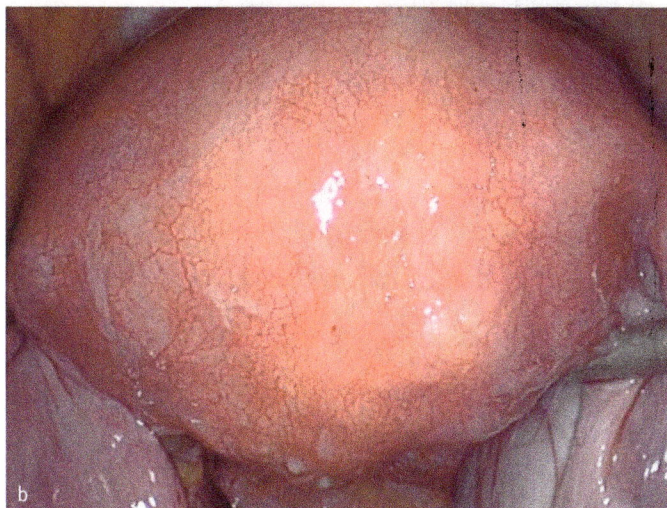

Abb. 2.65: Hyperämisierter glatter Uterus (**a**) und mehrhöckeriger Uterus mit auffälliger Vaskularisation und fibrinösen Serosaveränderungen (**b**). Für die dringend notwendige Erforschung der nichtschwangeren Gebärmutter *gilt* nicht mehr der klassische Spruch von Ernst Bumm für die schwangere Gebärmutter: *„Hände weg vom Uterus"*.

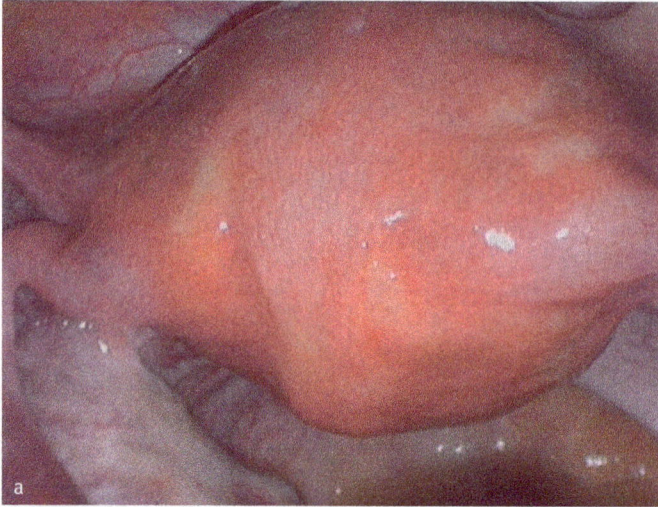

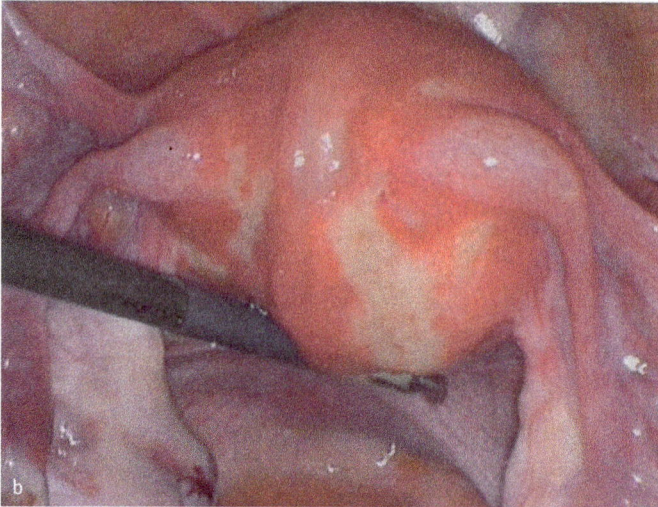

Abb. 2.66: Jeder hat sie schon gesehen – selten werden sie differentialdiagnostisch berücksichtigt (z. B. bei Dysmenorrhoe) oder gar im OP-Bericht beschrieben: Kontraktionswellen und Ischämiezonen auf der Fundusoberfläche während eines operativen Eingriffes (**b**). Der Uterus ist – typisch für ein muskuläres Organ mit autonomer Innervation – ständig in Bewegung! Der unberührte Uterus sah wenige Minuten vorher noch fast normal aus, aber die Kontraktionswelle deutete sich schon an (**a**).

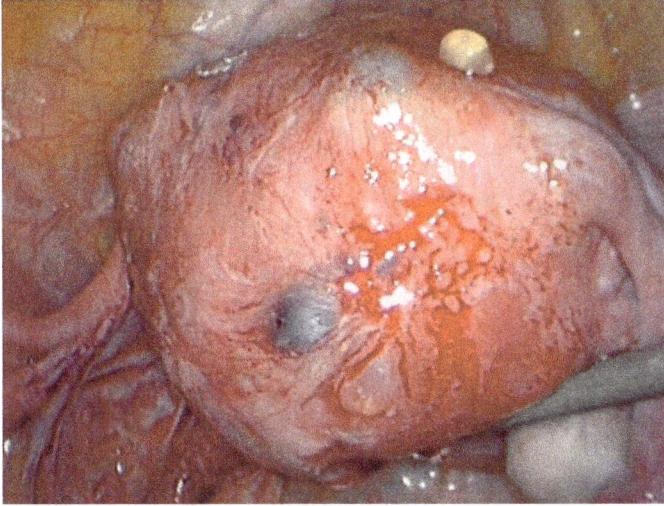

Abb. 2.67: Schwere Adenomyosis uteri. Schon makroskopisch wird klar, dass dieser Uterus nicht gesund sein kann. Die Patientin litt unter schwerer Dysmenorrhoe mit Arbeitsunfähigkeit und Hypermenorrhoe.

Der Uterus liegt oberhalb der Scheide zwischen Blase und Rektum. Er ist normalerweise ca. 10 cm lang, hat die Form einer abgeplatteten Birne und wiegt knapp 100 g. Die oberen zwei Drittel werden als Gebärmutterkörper (Korpus uteri), das untere Drittel als Gebärmutterhals (Zervix uteri) bezeichnet. Zwischen beiden befindet sich ein kurzes Zwischenstück, der Isthmus uteri (Abb. 2.63). Das Größenverhältnis Gebärmutterhals zu Gebärmutterkörper ist östrogenabhängig und beträgt bei einer geschlechtsreifen Frau etwa 1 : 2. Vor der Pubertät und nach der Menopause ist das Korpus deutlich kleiner.

Die Zervix uteri wird
– in die *Portio vaginalis*, welche schräg nach dorsal in die Scheide hineinragt,
– und in die *Portio supravaginalis* unterteilt.

Die Portio vaginalis ist von mehrschichtigem Plattenepithel bedeckt und trägt als Öffnung den äußeren Muttermund (Ostium uteri). Durch die Zervix uteri zieht der spindelförmige *Zervikalkanal*, der sich hinter dem *inneren Muttermund* am oberen Ende des isthmischen Kanals zur Gebärmutterhöhle, dem Cavum uteri, erweitert.

Der Zervikanal ist von einschichtigem hochprismatischem Zylinderepithel ausgekleidet. Dieses stößt am äußeren Muttermund an das mehrschichtige unverhornte Plattenepithel und bildet eine kolposkopisch gut einsehbare Grenze. Schiebt sich das Zylinderepithel über das Plattenepithel der Portio, so spricht man von einer Ektopie. Schiebt sich hingegen später das Plattenepithel über das Drüsengewebe, so handelt es sich um eine Transformationszone.

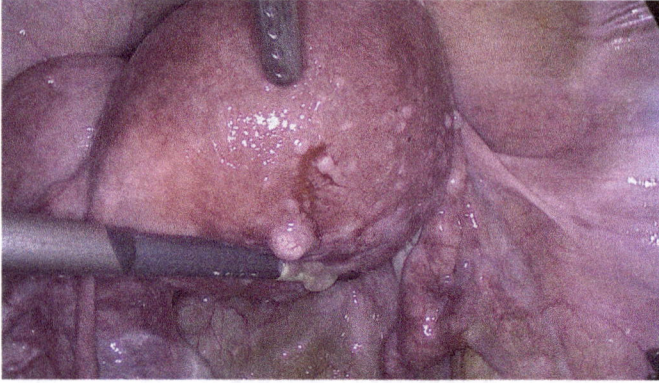

Abb. 2.68: Serositis der Fundushinterwand.

> **!** **Merke:** Immer dort, wo verschiedene Gewebe aufeinanderstoßen, befinden sich Risikozonen für eine maligne Transformation, wenn die zellulären Reparaturmechanismen unter dem Einfluss exogener oder endogener Faktoren versagen.

Die Zervixschleimhaut besitzt Längsfalten (Plicae palmatae), die sich aneinanderlegen und somit einen Verschlussmechanismus bilden. Dieser wird vom Zervikalschleim („Schleimpropf") aus den Glandulae cervicales unterstützt.

Am Muttermund unterscheidet man eine vordere Muttermundlippe (Labium anterius), von einer hinteren Muttermundlippe (Labium posterius). Die beiden Muttermundlippen können sowohl von vaginal als auch von rektal her palpatorisch gut beurteilt werden. Die Entfernung vom äußeren Muttermund bis zur oberen Begrenzung des Cavum uteri beträgt 6–9 cm und entspricht der bei kleinen Eingriffen (z. B. fraktionierte Abrasio, Hysteroskopie) mit einer Sonde gemessenen „Uterussondenlänge".

Die glatte Muskulatur (Myometrium) der Gebärmutter besteht aus sich überkreuzenden, spiralförmigen Muskelzügen. Dieses Netzwerk gewährleistet zum einen die Vergrößerung des schwangeren Organs und zum anderen die Kraftentwicklung in der Austreibungsphase der Geburt. Das Gewicht des Myometriums nimmt von ca. 100 g auf ca. 1000 g am Ende einer Schwangerschaft zu! Im Senium kommt es zur Atrophie. Das Uterusgewicht beträgt dann nur 30 g oder weniger. Der Uterus ist im Korpus- und Fundusbereich außen von Peritoneum (Serosa) bedeckt (Abb. 2.68).

Dieses Peritoneum wird als Perimetrium oder Serosa bezeichnet und ist fest auf dem Uterus verankert. Man unterteilt also die Schichten des Uterus in Perimetrium (außen), Myometrium und Endometrium (innen).

Das flache, dreieckige Cavum uteri ist mit drüsenreicher Schleimhaut, dem Endometrium, ausgekleidet. Das Endometrium zeigt ein einschichtig hochprismatisches Epithel, das sich in Form der tubulösen bis verzweigten Glandulae uterinae

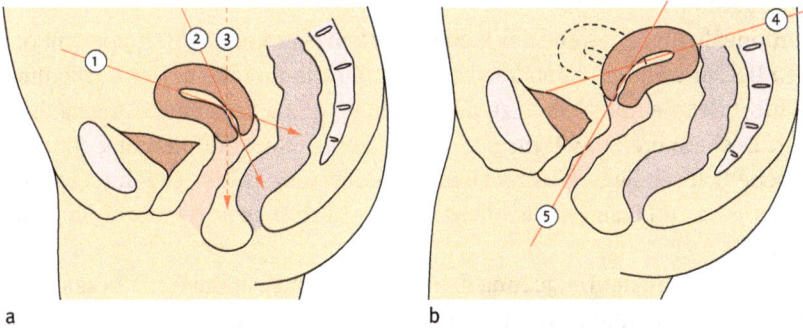

Abb. 2.69: Flexio uteri (**a**): Die Achse des Corpus uteri 1 bildet mit der Achse des Cervix uteri 2 einen nach vorne offenen stumpfen Winkel (Anteflexio uteri). Daneben besteht physiologisch eine Anteversio: Die Achse der Cervix uteri neigt sich vor die senkrechte Körperachse 3. (**b**) Retroflexio und Retroversio uteri des Uterus: 4 Korpusachse, 5: Kollumachse.

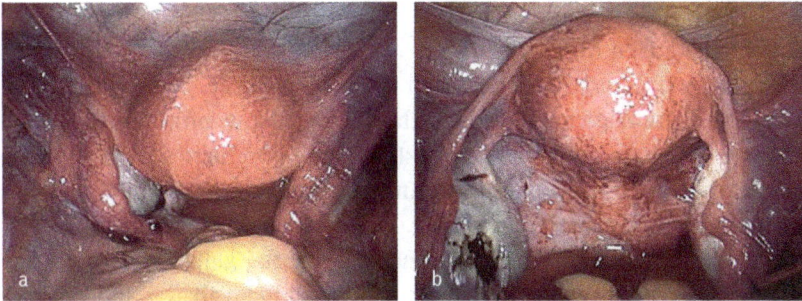

Abb. 2.70: Erektio uteri – der Uterus zu OP-Beginn (**a**) und etwas später (**b**).

in die Tiefe senkt. Die Drüsen können bis in das Myometrium hineinreichen. Eine Submukosa ist nicht vorhanden. Das Schleimhautbindegewebe, Stroma uteri, ist zell- und gefäßreich, aber faserarm. Epithel und Bindegewebe sind den zyklischen Veränderungen unter dem Einfluss der Sexualsteroide unterworfen. Das Korpus uteri ist normalerweise im Isthmusbereich nach ventral (Anteflexio) oder nach dorsal (Retroflexio) gegen die Zervix abgeknickt. Die stumpfwinklige Neigung des Uterus gegenüber der Scheidenlängsachse wird als Anteversio (nach vorn) bzw. Retroversio (nach hinten) bezeichnet. Ist das ganze Organ in toto nach vorn oder nach hinten verlagert, so spricht man von einer Antepositio bzw. einer Retropositio. *Normalerweise* liegt eine Anteflexio-Anteversio-Stellung vor. Der Fundus uteri liegt dann auf der leeren Blase.

Merke: Der Uterus ist ein sehr mobiles Organ (Abb. 2.69, Abb. 2.70).

2.7.2.11 Halte- und Stützapparat des Uterus

Das subperitoneale Bindegewebe des kleinen Beckens verbindet die Organe mit der knöchernen Beckenwand und den Muskelfasern der Diaphragmen. Das Beckenbindegewebe führt Gefäße und Nerven zu den Organen, enthält aber auch Züge glatter Muskulatur. Deshalb ergibt sich für den Uterus keine starre Aufhängung sondern eine elastische Schwebelage (Suspensionsmechanismus). In der Organumgebung unterscheidet man zu Ligamenta verdichtete Gewebestränge und lockere Bindegewebsräume.

– Das Bindegewebe in der Umgebung des Uterus wird als Parametrium bezeichnet.
– Es setzt sich nach caudal in das Parakolpium, das Bindegewebe in der Umgebung der Scheide, fort.
– Fächerförmige Bindegewebszüge, die zum Uterus hin konvergieren, werden klinisch mitunter durch den Oberbegriff Retinacula uteri gekennzeichnet.

Über den Uterus zur seitlichen Beckenwand hin zieht das Ligamentum latum, eine Bauchfellduplikatur. Im Ligamentum latum findet sich cranial lockeres und caudal straffes Bindegewebe (Ligamentum cardinale Mackenrodt) mit Blut- und Lymphgefäßen sowie vegetativen Nerven.

In Höhe der Zervix uteri vereinigen sich die Ligamenta zur Fascia cervicalis. Von ihr führen stärkere Züge nach dorsal, schwächere nach ventral: die Ligg. sacrouterinae umgreifen zangenförmig das Rektum und vermitteln so zwischen Os sacrum und Zervix uteri. Die Ligg. vesicouterinae (sogenannte „Blasenpfeiler") umfassen die Harnblase und finden in den Ligg. pubovesicalia ihre Fortsetzung.

Die Zervix uteri erscheint also durch Bänder gürtelartig gehalten. Das Korpus uteri befindet sich über dem Gürtel, die Portio ist unter ihm lokalisiert und befindet sich normalerweise in Höhe der Interspinalebene. Die Füllungszustände von Rektum und Blase beeinflussen die Lage der Gebärmutter. Die Bänder balancieren eine Schwebelage aus.

Die genannten Bänder im Spatium subperitoneale pelvis bilden gemeinsam mit der Blase, dem Uterus und dem Rektum acht imaginäre Räume im kleinen Becken (Abb. 2.71):

– die paarigen (d.h. rechts und links von der Mittellinie gelegenen) Spatii paravesicales und die Spatii pararectales sowie
– die unpaaren Räume (von ventral nach dorsal)
    – Spatium retropubicum
    – Spatium vesicocervicale
    – Excavatio rectouterina (Douglasscher Raum) und
    – das Spatium retrorectale

Entzündungen (Parametritis) können sich zunächst entlang der zarten Maschen des Bindegewebes ausbreiten oder zu Einschmelzungen führen bevor sie in die freie Bauchhöhle einbrechen.

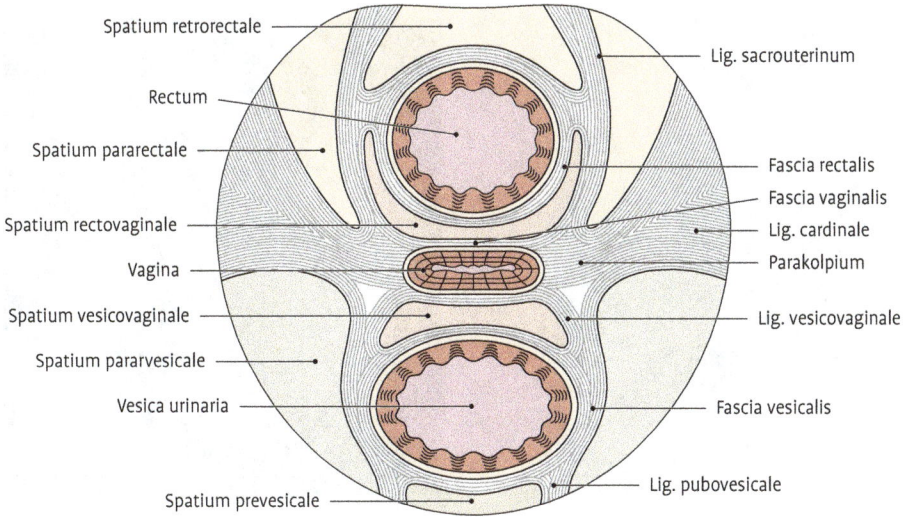

Abb. 2.71: Beckenbodenbindegewebe der Frau und seine „Bänder" [Waldeyer 2012].

Das vom Tubenwinkel beidseits bogenförmig unter dem Peritoneum und dann durch den Leistenkanal verlaufende Ligamentum rotundum (rundes Mutterband, Lig. teres uteri) hat nur eine geringe Stütz- und Haltefunktion. Es ist Teil des vorderen Gubernaculums.

Merke: Das Ligamentum rotundum gehört embryologisch nicht zum Uterus sondern zum Ovar! **!**

Heute hat es sich bewährt die Strukturen im kleinen Becken nach embryologischen Kompartimenten zu ordnen [Michael Höckel, Leipzig] (Abb. 2.72):
- vorderes Kompartiment
- mittleres Kompartiment und
- hinteres Kompartiment

2.7.2.12 Gefäßversorgung des Uterus

Die Gefäßversorgung des Uterus erfolgt aus der A. uterina, einem Ast der A. iliaca interna (Abb. 2.73). Von der seitlichen Beckenwand kommend verläuft sie in der Basis des Ligamentum latum. Die A. uterina überkreuzt in der Nähe des lateralen Scheidengewölbes den Ureter (Merke: „Das Wasser fließt unter der Brücke"; auch „Punkt A" der Strahlentherapeuten) und erreicht etwa in Höhe des inneren Muttermundes die laterale Kante des Uterus. Hier entläßt sie den abwärtsziehenden Ramus vaginalis (R. descendens) und den aufsteigenden Ramus uterinus (R. ascendens), aus dem ein Ramus tubarius die Tuba uterina mitversorgt, ein Ramus ovaricus über Anastomosen mit der A. ovarica im Mesovar die „Eierstockarkaden" bildet und ein Ast zum Fundus uteri zieht.

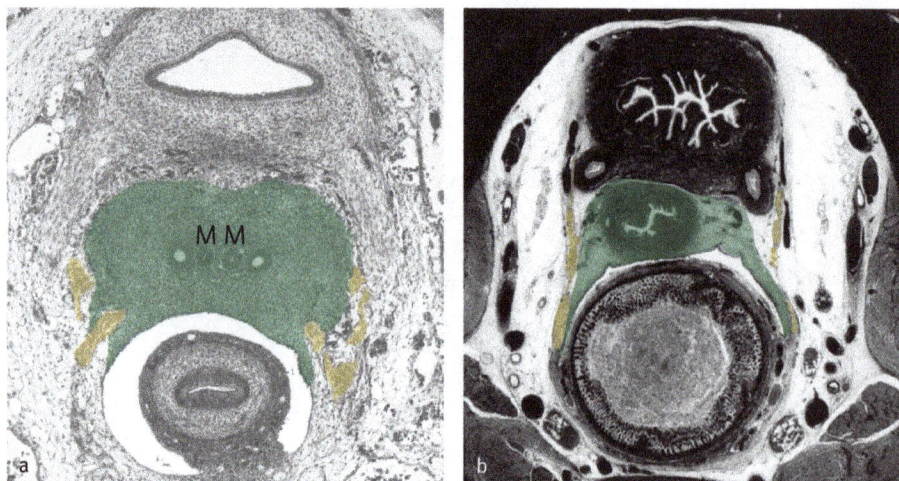

Abb. 2.72: Darstellung der Kompartimente: M-Müllergang, daneben die Wolff-Gänge (mit herzlichem Dank an Prof. Michael Höckel, Universitäts-Frauenklinik Leipzig).

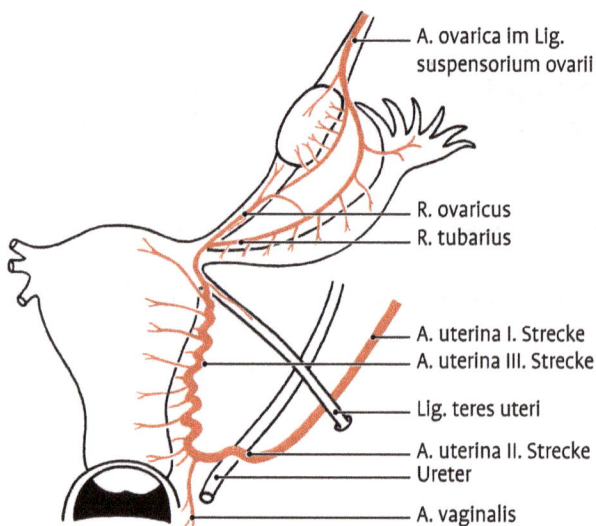

Abb. 2.73: A. uterina und A. ovarica. Unterkreuzung der A. uterina durch den Ureter im Lig. cardinale uteri [Waldeyer 2012].

Charakteristisch für den uteruswandnahen Ramus uterinus ist die starke Schlängelung, die im Falle einer Gravidität und der damit verbundenen Organvergrößerung eine Art Längenreserve gewährleistet (Abb. 2.73).

Die meist reichlich vorhandenen und teilweise varikös veränderten Venen folgen wie üblich dem Verlauf der entsprechenden Arterien. Sie sind teilweise in venösen Plexus angeordnet:

- Plexus vaginalis
- Plexus venosus uterinus und
- Plexus ovaricus.

2.7.2.13 Lymphgefäße des Uterus

Zervix und Korpus uteri haben verschiedene Lymphabflusswege, die jedoch gemeinsame Lymphknotenstationen einbeziehen (Abb. 2.74). Der Lymphabfluss der Zervix uteri führt über das Ligamentum latum zu den Lnn. iliaci externi et interni. Von beiden Stationen werden die Lnn. iliaci communes erreicht, die in den Truncus lumbalis führen. Ein Teil der Lymphe kann nach dorsal über die Ligg. sacrouterinae zu den Lnn. sacrales (unterhalb des Promontoriums) gelangen.

Das Korpus uteri hat seinen Hauptabflussweg mit den Ovarialgefäßen (über das Lig. ovarii proprium) im Lig. suspensorium ovarii (Lig. infundibulopelvicum) zu den Lnn. lumbales (in Höhe des unteren Nierenpols) (Abb. 2.75). Vom Tubenwinkel gelangt Lymphe über das Lig. rotundum (Lig. teres uteri) zu den Lnn. inguinales superficiales. Von der Seitenkante des Korpus werden die Lnn. iliaci erreicht.

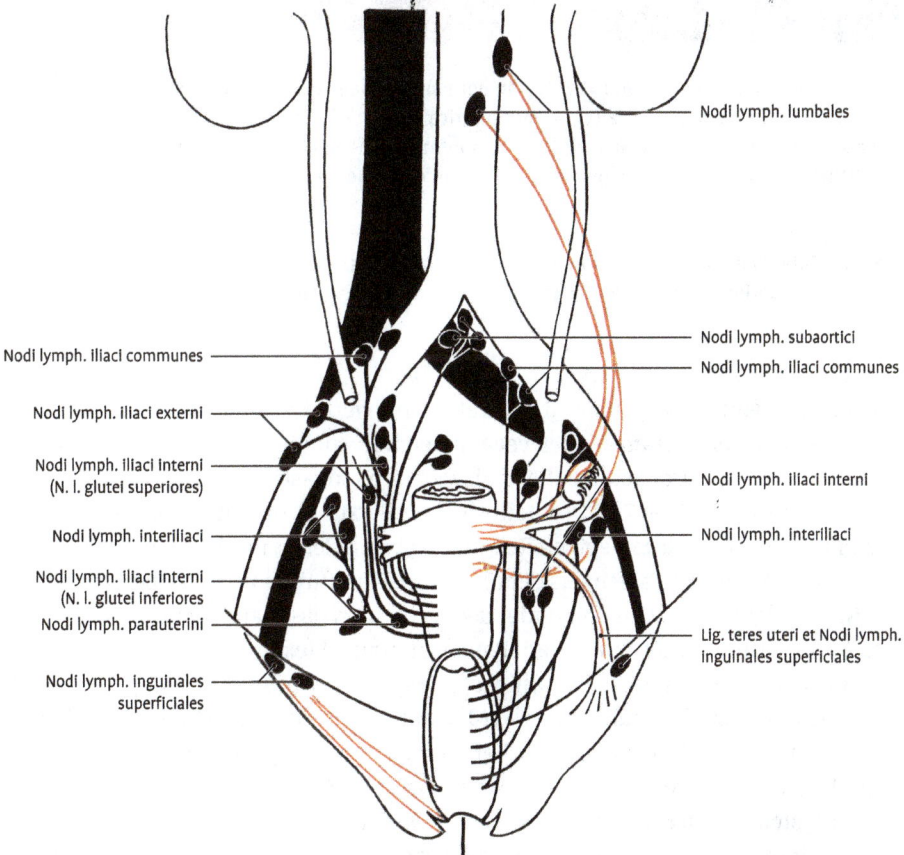

Abb. 2.74: Lymphabflüsse aus den weiblichen Geschlechtsorganen.
Links: vom Fundus und Corpus uteri, von der Tubae uterina und vom Ovarium (rot), von der Vagina (schwarz). Rechts: von der Cervix uteri (schwarz), vom unteren Teil der Vagina und den äußeren Geschlechtsorganen [Waldeyer 2012].

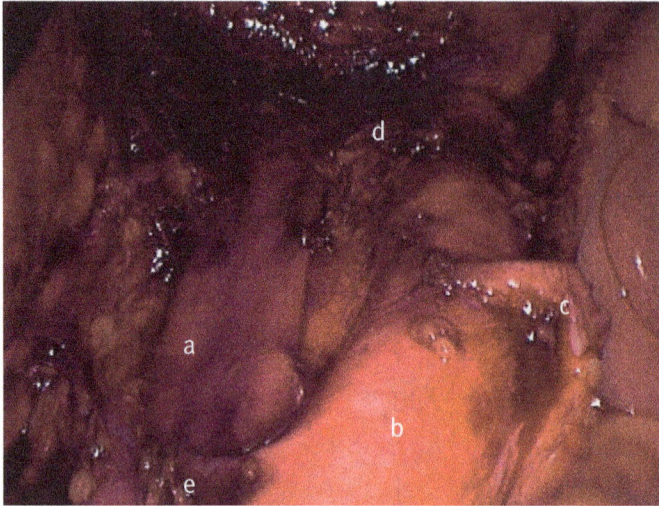

Abb. 2.75: Retroperitonealer Situs zu Beginn der paraaortalen Lymphadenektomie. Dargestellt: Vena cava (**a**), Aorta (**b**), A. mesenterica inferior (**c**); Vena renalis (**d**) und ein abberierendes Gefäß (**e**). Nun wird das Lymphfettgewebe millimeterweise und möglichst en-bloc entfernt ("abgesammelt") und in einen Bergesack verbracht.

> **!** **Merke:** Tube und Ovar haben mit dem Korpus uteri gemeinsame Lymphabflusswege im Ligamentum suspensorium ovarii zu den lumbalen und paraaortalen Lymphknotenstationen.

2.7.2.14 Innervation des inneren Genitale

Das innere Genitale wird afferent vegetativ innerviert. Efferente viscerosensible Fasern verlaufen gemeinsam mit den vegetativen Nerven. Die sympathischen Geflechte gelangen von der Aorta herabziehend als Plexus hypogastricus superior vor das Promontorium (Abb. 2.76–2.78). Dort teilt sich der Plexus in die Nn. hypogastici dexter et sinister, die im bindegewebigen Rektumpfeiler zur Zervix uteri ziehen. Gemeinsam mit postganglionären Fasern aus dem Truncus sympathicus im Sacralbereich bilden die Nn. hypogastrici neben und hinter der Zervix uteri das Frankenhäusersche Ganglion (G. pelvinum, G. cervicale uteri, Plexus uterinus, Plexus uterovaginalis).

Aus dem sacralen Parasympathicus gelangen die Nn. splanchnici pelvini auch in dieses Ganglion. Postganglionär werden außer dem Ovar alle Organe des kleinen Beckens aus dem Frankenhäuserschen Ganglion versorgt. Das Ovar bezieht auf dem Weg seiner Gefäßversorgung Fasern aus dem Plexus aorticus. Das vegetative Nervensystem der Beckenorgane besitzt die Option zur Reizschwellenerniedrigung, was zu einer Erregungsgeneralisierung führen kann. So werden Parallelreaktionen des Darm- oder Urogenitaltraktes beobachtet: ein Einlauf fördert auch die Wehentätigkeit, eine volle Blase wirkt als „Wehenbremse". Das morphologische Substrat liegt wahrscheinlich darin, dass ein präganglionäres sympathisches Neuron auf mehrere postganglionäre Neurone umschaltet.

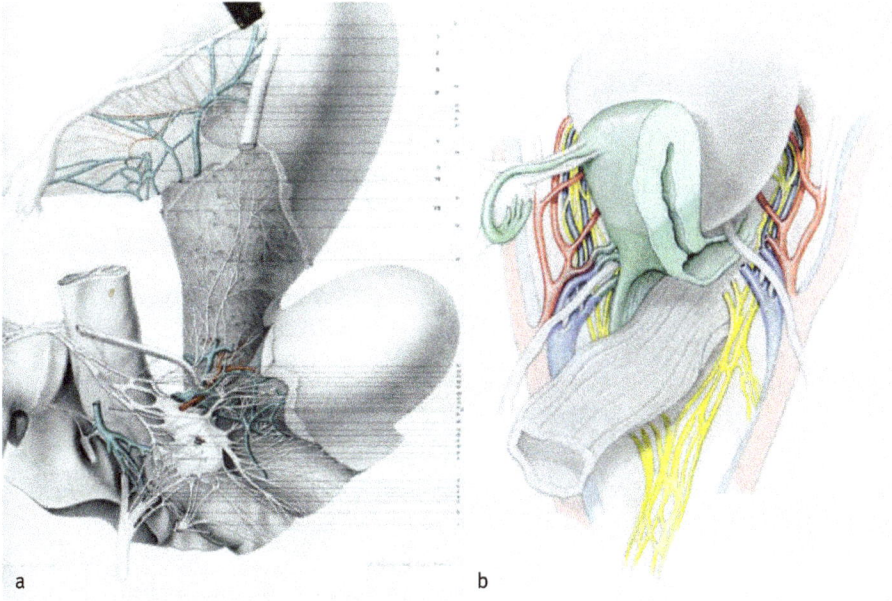

Abb. 2.76: Darstellung des Ganglion cervicale, heute „Frankenhaeuser'sches Ganglion"
((**a**) Originalabildung Frankenhaeuser 1867) neben den schon fast klassischen Darstellungen (**b**)
Michael Höckels (Universitäts-Frauenklinik Leipzig) und Marc Possovers (heute Zürich,
damals UFK Jena) siehe Abb. 2.77.

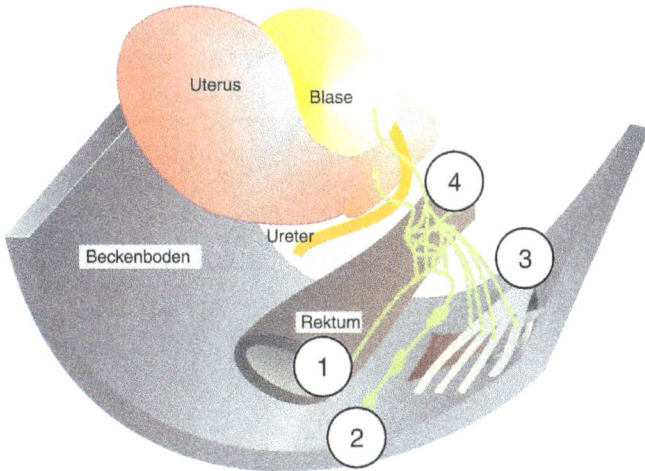

Abb. 2.77: Wichtige nervale Strukturen im kleinen Becken: 1) Nervus hypogastricus inferior,
2) truncus sympathicus, 3) Nn. Splanchnici pelvini und 4) Plexus hypogastricus inferior
[Possover 2001].

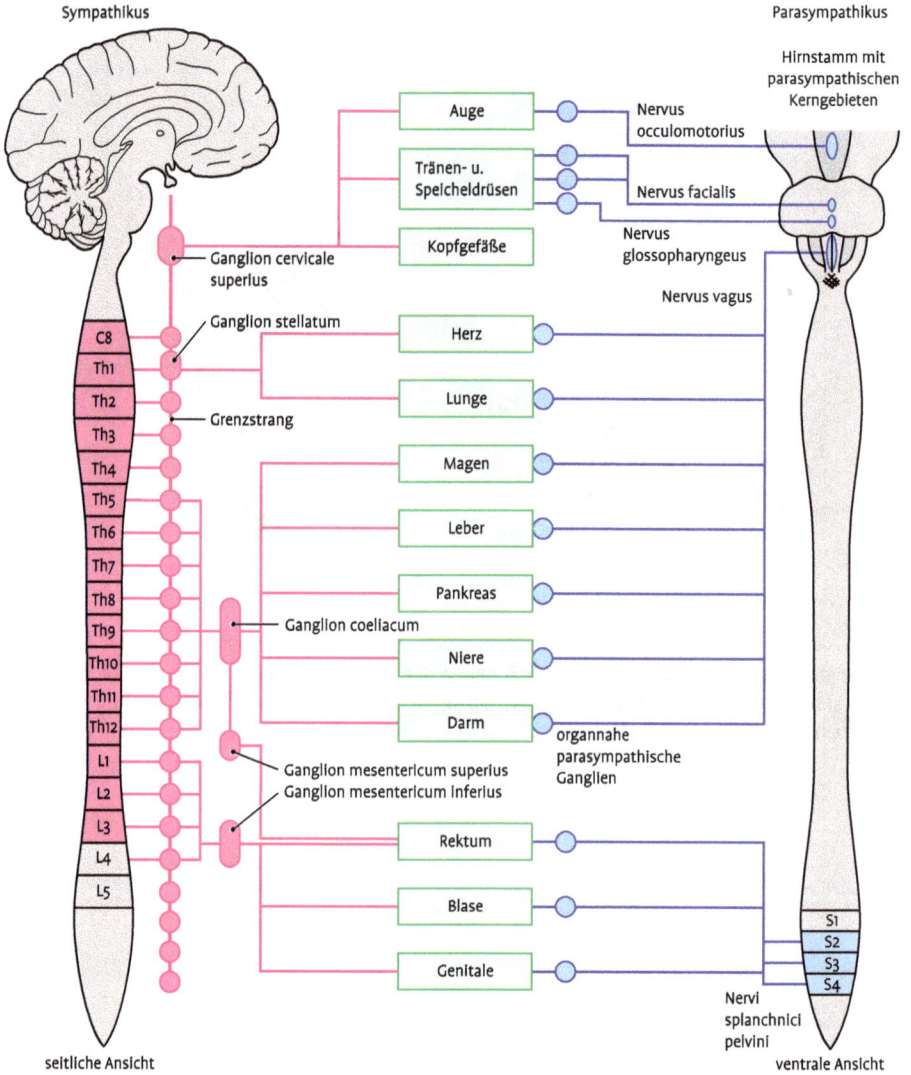

Sympathikus

Parasympathikus

Hirnstamm mit
parasympathischen
Kerngebieten

Auge — Nervus occulomotorius

Tränen- u. Speicheldrüsen — Nervus facialis

Kopfgefäße — Nervus glossopharyngeus

Ganglion cervicale superius

Nervus vagus

Ganglion stellatum

Herz

Lunge

Grenzstrang

Magen

Leber

Pankreas

Ganglion coeliacum

Niere

Darm — organnahe parasympathische Ganglien

Ganglion mesentericum superius
Ganglion mesentericum inferius

Rektum

Blase

Genitale

Nervi splanchnici pelvini

seitliche Ansicht

ventrale Ansicht

C8 Th1 Th2 Th3 Th4 Th5 Th6 Th7 Th8 Th9 Th10 Th11 Th12 L1 L2 L3 L4 L5

S1 S2 S3 S4

Abb. 2.78: Schematische Übersicht des Sympathicus (links) und des Parasympathicus (rechts) [Waldeyer 2012].

2.7.2.15 Rectosigmoidaler Übergang, „Ligamentum infundibulo-colicum" und die „white line"

Der rektosigmoidale Übergang ist links im kleinen Becken im Bereich der Arteria iliaca communis bzw. der Bifurcatio der Iliacalgefäße sowie des M. psoas mit der Beckenwand adhärent. Diese (meist) physiologischen Verwachsungen kann man (meist) problemlos lösen, z. B. um den linken Ureterverlauf sicher darzustellen (Abb. 2.79).

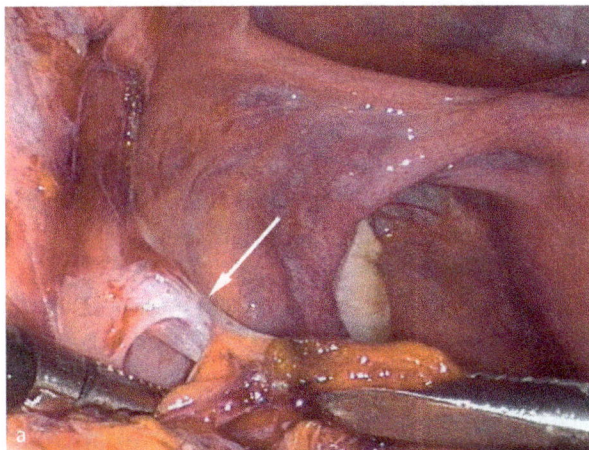

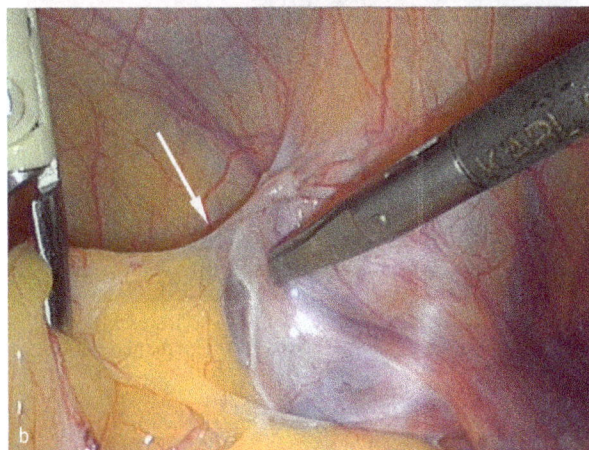

Abb. 2.79: Im Rahmen der physiologischen Verwachsungen des Rektosigmas zur Beckenwand findet man auch das „Ligamentum infundibulo-colicum" (**a**), das von Wilhelm Liepmann erstmals beschrieben wurde. Es kann nach sorgfältiger Bikoagulation problemlos durchtrennt werden und ermöglicht eine bessere Mobilisation des Darmabschnittes.
Die „Weiße Linie" (**b**) zeigt Ihnen den sicheren Weg, um physiologische Darmadhäsionen blutfrei abpräparieren zu können, wenn Sie die linke pararektale Rinne komplett darstellen müssen.

2.8 Das Operationsgebiet ist immer in Bildmitte!

Neben Wissen *und* Können gehören Disziplin *und* Konzentration zu jeder Operation. So selbstverständlich dies auch klingen mag: Operateur und Kamera-Operateur müssen sich ausschließlich auf das Geschehen konzentrieren (Abb. 2.80).

! Das „Optische Grundgesetz" der Laparoskopie: Die Kamera bringt jeden Operationsschritt immer und unweigerlich in die Bildmitte – und hält ihn dort. Das Operationsgebiet ist immer in Bildmitte!

Das operative Ideal ist/wäre erreicht, wenn die Grenzen zwischen dem Regisseur (handelnder Operateur) und dem Kameramann verschmelzen; wenn der Kameramann immer weiß, was der Regisseur kann und will – weil beide das Drehbuch geschrieben und besprochen haben.

Der Kameramann hat dabei einen schwierigen Part übernommen – aktiv mit einem Instrument den Regisseur unterstützen und gleichzeitig das perfekte Bild vom OP-Gebiet liefern. Das geht nur mit viel Übung und Kommunikation!

! Merke: Versuchen Sie die Kamera immer so zu führen, als würden Sie selbst operieren – und kommunizieren Sie Ihr operatives Vorgehen so, als ob Sie die Kamera führen würden.

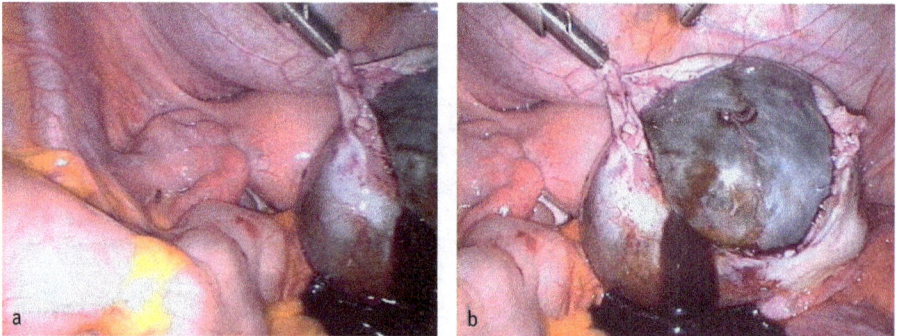

Abb. 2.80: Das Operationsgebiet ist immer in Bildmitte! Links: falsch! Rechts: richtig!

2.9 Die Schneckenhaus-Regel

Muss im Operationsverlauf koaguliert oder gesaugt werden, so müssen Sie die Kameraführung entsprechend dynamisch variieren. Durch die Koagulation können Fettspritzer entstehen, die die Optik verschmutzen. Beim Saugen fällt der intraabdominale Druck – und plötzlich berühren Darmschlingen die Optik. Wieder muss die Optik gesäubert werden, was zu Unterbrechungen des OP-Ablaufes führen kann.

Wird also koaguliert – ziehen Sie die Optik *vorher* etwas zurück und gehen Sie auf Abstand, so dass Fetttröpfchen die Optik nicht erreichen. Sonst tritt *Murphys Gesetz* in Kraft – was schief gehen kann, geht schief ... und jeder – wirklich jeder! – Fettspritzer landet auf Ihrer Optik. Wird gesaugt – ziehen Sie die Optik vorausschauend in den Optiktrokar zurück. In dieses Schneckenhaus folgt ihr keine Darmschlinge! (Abb. 2.81).

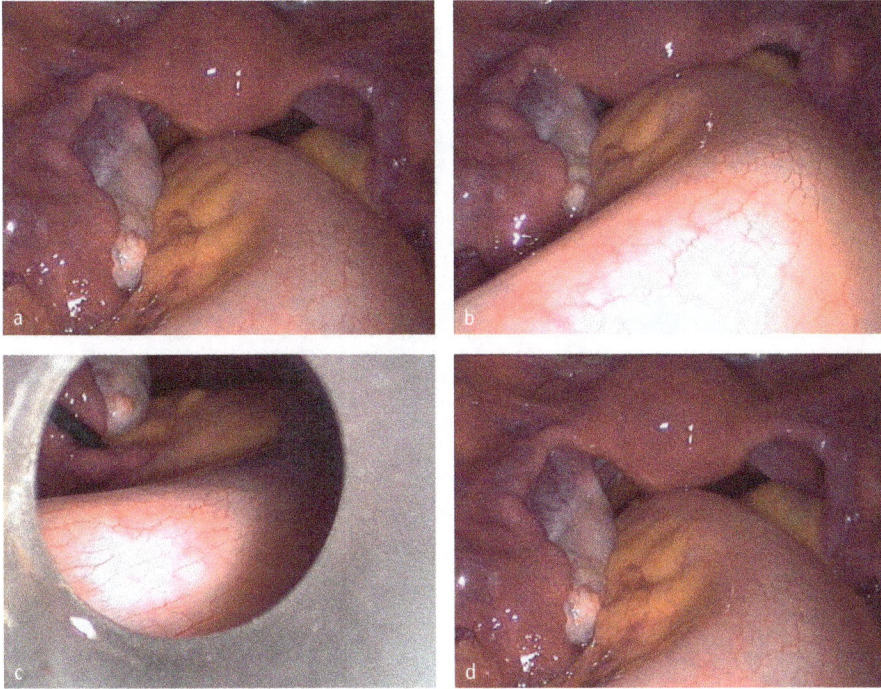

Abb. 2.81: Normaler OP-Situs bei einem intraabdominalen Druck vom 12 mm Hg (**a**); Durch ein notwendiges Saugmanöver fällt der intraabdominale Druck (**b**). Der Situs „kollabiert". Plötzlich ist der Darm fast an der Optik (**b**). Die Verschmutzung des Bildes droht, Zeit kann verloren gehen. Präventives Zurückziehen der Optik in ihr Schneckenhaus (**c**) bei Saugmanövern verhindert den Kontakt zwischen Darm und Optik bis der Druckabfall wieder ausgeglichen wurde (**d**). Die gleiche Regel kann man bei der Koagulation anwenden, wo es aufgrund der lokalen Hitzentwicklung oft „spritzt". Fettspritzer landen immer auf der Optik (Murphy's Law), wenn diese sich zu nahe am Ort des Geschehens positioniert befindet.

Andreas D. Ebert

3 Zusammenkommen ist ein Beginn – Zusammenarbeiten ist ein Erfolg (H. Ford)

3.1 Sind wir ein Team? – Wir sind ein Team!

Früher hieß es bekanntlich in vielen OPs preußisch-knapp „*Mund und Haken halten*", was zu einer bestimmten Zeit seine Berechtigung hatte. Zuviel reden sollte man auch heute im OP nicht, dafür aber fallbezogen um so mehr *vor* dem Eingriff. Operieren ist also für Sie ab sofort *teamwork*? Bitte üben Sie es! Sie werden feststellen, dass eine Übungsphase für alle Beteiligten notwendig sein wird, denn heute besteht ein OP-Team im engeren Sinne aus einer/m vorher zu bestimmenden Regisseur/in (erster Operateur), einem Kameramann (zweiter Operateur) und einer OP-Schwester/OP-Pfleger (erster Assistent/-in).

Merke: Wissen ist Macht – Können ist Großmacht [Ernst Bumm]. !

Welche OP-Schritte macht das Team gemeinsam?
- **Kommunizieren** (vor und während der OP)
- **Inspizieren** (vier Augen sehen mehr als zwei Augen)
- **Präparieren** (schichtgerechte Darstellung der OP-Grenzen)
- **Koagulieren** (im Sinne der konsequenten präventiven Blutstillung)
- **Schneiden** (Gewebe darstellen und präsentieren)
- **Spülen** ist schlecht – **saugen** ist besser

Spülen führt fast immer zum Verlust von anatomisch vorgegebenen Schichten im OP-Gebiet. Wenn Ihnen das zarte Retroperitoneum mit Spülflüssigkeit voll läuft, werden sie bemerken, das die Spülflüssigkeit schon da ist, wo Sie erst noch hin wollen („*Hase-und-Igel-Prinzip*").

Aus allen genannten Gründen wird klar, dass umfassend und viel trainiert werden muss.

Merke: Team-Training ist besser als Individual-Training. Individual-Training ist besser als kein !
Training. Haben Sie schon jemals im Team *trainiert*?

3.2 Die Ausrichtung der richtigen Instrumente muss richtig sein

3.2.1 Es kommt nicht darauf an, was da ist – sondern was nötig ist

Die Instrumente müssen der Operation und den Operateuren angepasst sein. Ein guter Operateur kann auch mit misslichen Instrumenten arbeiten – es dauert nur länger, ist schwieriger und wird riskanter.

https://doi.org/10.1515/9783110560602-003

! **Merke:** Ein mäßiger Operateur riskiert mit inadäquaten Instrumenten Kopf und Kragen

3.2.2 Platzieren Sie die Trokare richtig und kreuzen Sie nicht die Instrumente

Je größer der Abstand der Trokare voneinander ist, umso geringer ist die Möglichkeit, dass sich Instrumente beim Operieren überkreuzen. Symmetrische Einstiche sind nicht notwendig – die richtigen Einstichpositionen sind wichtig.

! **Merke:** Kosmetische Trokarpositionen führen zu kosmetischen Operationen

Am günstigsten ist es, wenn die Instrumente des I. Operateurs (lateral und medial) fast parallel laufen können. Wenn das nicht geht, so tauschen Sie einfach die Instrumente. Gekreuzte Instrumente behindert sich selbst!

3.2.3 Das *verlorene* Instrument

Ein Instrument, das nur zum statischen Halten benutzt wird, geht mitsamt seinem engagierten Halter der Operation verloren. Wo immer es möglich ist, sollten deshalb Organe anders in Position gehalten werden.
- Den Uterus kann man mit einem Uterusmanipulator halten lassen oder mit einer Naht an der Bauchdecke fixieren.
- Ovarien können an der Bauch- oder Beckenwand oder am Uterus passager angenäht werden.
- Der Darm kann bei Operationen in der rechten Fossa obturatoria durch kontralaterale Fixierung des Beckenperitoneums weggehalten werden.

! **Merke:** Der erste Operateur verfügt in Abhängigkeit von seiner individuellen Händigkeit über ein mehr aktives und ein mehr passives Instrument – der zweite Operateur verfügt über zwei aktive Instrumente: der aktiv-geführten Kamera und einem weiteren Instrument.

3.2.4 Das *geparkte* Instrument

Nicht selten stellt man fest, dass irgendwie ein Instrument *fehlt*, obwohl es doch eingeführt wurde. Es nimmt weder eine statische Haltefunktion noch überhaupt irgendeine Funktion war – weil der Kamera-Operateur (meist) es fernab vom Geschehen *geparkt* hat. Kein böser Wille – die Unaufmerksamkeit kann durch einen kurzen Hinweis behoben werden.

! **Merke:** Für alle Instrumente gilt – Sehen und gesehen werden!

3.3 In der Ruhe liegt die Kraft – halten Sie die Stellung!

Es wäre schön und ist wünschenswert, wenn Operationen immer völlig blutungs-frei und ohne jegliche Komplikationen ablaufen würden. Es liegt in der Natur der Sache, dass dem nicht so ist. Was also tun, wenn es zum Beispiel kräftig blutet?

Merke: Während der OP ist nur ein Blickkontakt erlaubt – der Blick auf den Bildschirm. **!**

– Ruhe bewahren
– Operateur: Komplikation an den OP kommunizieren
– OP-Schwester/Pfleger: Ressourcen mobilisieren
– Anästhesiologie: Ressourcen mobilisieren
– Der Operateur mit der größten Erfahrung: Risiko abschätzen/Führung über-nehmen
– „Never change a winning team"
– Kamera-Operateur: Position halten – versuchen Sie *jetzt* nicht, eine gute Kame-ra-Position zu verbessern
– „Never change a winning position"
– Das ganze OP-Team: Nicht wegschauen! Die Augen bleiben auf dem Monitor.
– Blutungsquelle darstellen, fassen und sichern
– Komplikation managen, z. B. Blutung stillen
– Wirksamkeit der Maßnahme prüfen: Bluttrockenheit gegeben?

Merke: Was auch geschieht – der Blick bleibt im OP-Gebiet! **!**

3.4 Zwei Hände sind gut – vier Hände sind besser

Traditionell gab es in der operativen Medizin, auch in der Gynäkologie, eine stren-ge Hierarchie der Operateure, d. h. es gab *den* Operateur und einen oder mehrere Assistenten. So ist es auch in vielen OP-Sälen heute noch. *Und das ist auch gut so!* Nur durch eine lange und kontinuierliche Ausbildung am OP-Tisch qualifizieren sich junge ÄrztInnen an der Seite eines erfahreneren Kollegen oder einer Kollegin aktiv und schrittweise zu sicheren Operateuren. Nur durch lange und kontinuierli-che Ausbildung können Indikationen, Operationstechniken, „Gewebegefühl", das Erkennen und die Prävention von Gefahren sowie das notwendige Komplikations-management erlernt werden.

Merke: Ohne operative Ausbildung gibt es keine Operateure. „Ärztliche Kunst" gibt es nicht nur **!** als „Kunstfehler".

Eine interessante Fehlentwicklung geht dahin, dass man Instrumente erfindet, die Instrumente festhalten bzw. dass versucht wird, OP-Personal in Crash-Kursen zu OP-Assistenten zu qualifizieren. Zwei wesentliche Konsequenzen sind u. a.:

- Der ärztliche Nachwuchs stirbt langsam aber sicher aus, da suffiziente, harte, tägliche Ausbildung Step-by-Step nicht mehr nötig erscheint (...)
- Die möglichen Synergieeffekte zwischen zwei qualifizierten Operateuren werden missachtet und bewusst verschenkt.

Gerade bei der gynäkologischen Laparoskopie kommt es darauf an, auf engem Raum ohne taktile Unterstützung und mit virtuellem optischen Support Synergieeffekte zu erzielen. Diese beziehen sich auf die Wechselwirkungen innerhalb des OP-Teams. Optimale Interaktionen steigern die OP-Sicherheit sowie die OP-Effektivität und verkürzen die OP-Dauer.

Wir stehen heute wahrscheinlich bereits am Anfang der Ära der sogenannten *Robotic Surgery*, deren technische Perfektionierung unsere bisherigen Operationstechniken möglicherweise revolutionieren wird. Und trotzdem: nur ein erfahrener, umfassend ausgebildeter Operateur wird eventuell zu einem Leonardo Da Vinci.

! **Merke:** Zwei Hände *und* vier Augen sind gut – vier Hände *und* vier Augen sind besser!

3.5 Tun Sie nichts, was Sie nicht sehen

Jeder operative Schritt muss eindeutig zu sehen sein. Dies gilt für den ersten Operateur und für den Kamera-Operateur *und* für ihre Instrumente.

Was darf man **nicht** tun, weil es ein unkalkulierbares Komplikationsrisiko bedeutet?

- Instrumente blind einführen
- Instrumenten außerhalb des operativen Gesichtsfeldes benutzen
- Schneiden ohne zu sehen, d. h. ohne die Schnittebene und die Branchen der Schere beurteilen zu können
- Blind koagulieren
- Die Optik zum Reinigen herausziehen, während Instrumente im Bauchraum noch aktiv sind.

3.6 Langsam ist schneller

Operationen sind keine Schnelligkeitswettbewerbe. Operieren Sie zügig *und* anatomiegerecht. Die Sicherheit des Handelns hat oberste Priorität. Ehrgeiz oder Zeitdruck können auch bei kleineren Eingriffen zu unnötigen Blutungen führen – bei ausgedehnten Befunden steigt das Komplikationsrisiko auch bei erfahrenen Operateuren. Die langsame, schichtgerechte Präparation mit präventiver Blutstillung führt immer schneller zum Ziel.

Merke: Es gibt keine Routine-Operationen!   `!`

3.7 Präparieren ist spannend – halten Sie das Gewebe unter Spannung

Gewebe lassen sich voneinander durch Präparation trennen, wenn sie sanft unter Spannung gehalten werden. Zug und Gegenzug sowie der Druck des Kapnoperitoneums eröffnen den Weg ins Retroperitoneum. Peritoneum *und* Retroperitoneum ändern sich durch endogene und exogene Einflüsse. Folgende Faktoren beeinflussen die Eigenschaften retroperitonealer Gewebe:
– Das Alter der Patientin – die Gewebe des Peritoneums und des Retroperitoneums prämenopausaler Frauen unterscheiden sich von den Geweben postmenopausaler Patientinnen
– Die Einnahme oraler Kontrazeptiva (im nonstop-Modus), von Gestagenen oder GnRH-Analoga mit therapeutischer Amenorrhoe
– Zytostatikatherapie
– Infektionen/Entzündungen

Das retroperitoneale Bindegewebe wird gummiartig, die retroperitonealen Gefäße werden brüchiger. Die Präparation gestaltet sich aufwändiger, die Schichten „verschwinden", kleinste und kleine Blutungen treten trotz aller Sorgfalt auf. Auch das Peritoneum und seine Gefäße verändern sich: das Bauchfell wird weniger elastisch, die Gefäße brüchiger. Dies verdeutlicht, wie wichtig die sachgerechte Behandlung der Gewebe ist, auf die Chirurgen seit alters her hinwiesen. Nehmen Sie zur Präparation immer 3 Instrumente!

3.8 Die Mephisto-Regel – Blut ist ein besonderer Saft ...

... schon deshalb muss jegliches Blutvergießen vermieden werden. Gefäßverletzungen können große und kleine Gefäße betreffen. Die Verletzung großer Blutgefäße tritt in 0,1 bis 6,4 pro 1000 Laparoskopien auf. Dabei wird bei ca. 1 von 10.000 Laparoskopien über lebensbedrohliche Komplikationen berichtet, die überwiegend folgende Ursachen haben:
– Mangelnde Erfahrung des Operateurs
– Suboptimaler Hautzugang und falsche Lagerung bei Inzision (Cave: Adipositas!)
– Fehlende Bauchwandunterstützung bei der Inzision
– Ruckartiges, unkontrolliertes Einführen des Trokars („In den Bauch hineinfallen")
– Falsche Einstichrichtung des Trokars (nach rechts oder meist links)
– Fehlende Kontrolle der Einstichtiefe

> **!** **Merke:** Haben Sie beim endoskopischen Eingehen oder einem späteren operativen Schritt den begründeten Verdacht auf eine Verletzung großer Gefäße, so laparotomieren Sie sofort und komprimieren die Blutungsquelle. Gleichzeitig lassen Sie gefäßchirurgische Unterstützung holen.

3.8.1 Vorbeugend koagulieren ist besser als nachhaltig zu saugen

Koagulieren Sie vorausschauend kleinste und kleine Gefäße des Peritoneums und des Retroperitoneums. Im Falle einer stärkeren Blutung fischen Sie nicht im Trüben, sondern stellen Sie sofort die Blutungsquelle dar, fassen Sie diese und koagulieren Sie das Gefäß gezielt bzw. clippen Sie es. Koagulieren in einem Flüssigkeits- oder Blutsee ist ineffektiv, wirkungslos und gefährlich (Abb. 3.1).

> **!** **Merke:** Gute Hämostyptika ersetzen keine schlechte Blutstillung!

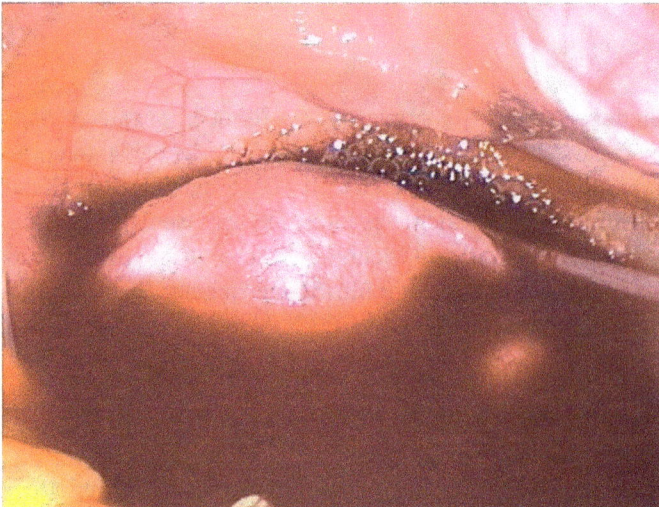

Abb. 3.1: In einem Blutsee bringt die Koagulation nichts außer Gefahren. Sollte bereits Blut im Abdomen sein (z. B. bei einer Extrauteringravidität), so muss dieses möglichst sorgfältig entfernt werden, um die Blutungsquelle zu finden, zu verschließen und der Adhäsionsbildung vorzubeugen.

3.8.2 Druck und Gegendruck

Kleine Gefäße kollabieren – prüfen Sie die Bluttrockenheit bei geringerem intraabdominalen Druck. Verschiedene Faktoren können das Erkennen von Blutungen erschweren:

– Der iatrogen erhöhte intraabdominale Druck durch das Kapnoperitoneum
– Der iatrogen-abgesenkte venöse Druck durch die Lagerungen

Merke: „There is no life without pressure" [Jacques Donnez 2006]. !

3.8.3 Kleine Sache – große Wirkung

Vermeiden Sie Blutungen im Bereich der Einstichstellen: Die Planung der Trokar-einstiche erfolgt zwischen den Gefäßen der Bauchdecke und wird durch Diaphano-skopie zusätzlich kontrolliert. Das Einbringen der Arbeitstrokare erfolgt immer un-ter Sicht. So kann keine Blutung dem Auge entgehen. Aber es kann dennoch zu kleinen Blutungen aus retroperitoneal laufenden Gefäßen kommen (Abb. 3.2).
– Handeln Sie zügig, sonst tropft Ihnen das Blut ins OP-Gebiet.
– Stellen Sie die Blutungsquelle klar dar.
– Fassen Sie die Blutungsquelle möglichst mit zwei Instrumenten.
– Koagulieren Sie das Gefäß und kontrollieren Sie die Bluttrockenheit.

Sollten Sie ein epigastrisches Gefäß eröffnet haben, so muss dieses umstochen wer-den. Auf jedes Laparoskopie-Sieb gehört z. B. auch heute die Sicherheits-Nadel nach Kurt Semm. Vermeiden Sie auch Hernienbildungen: Wenn Sie Inzisionen ver-wenden, die länger als 10 mm sind, so führen Sie immer eine Faszien-Naht durch.

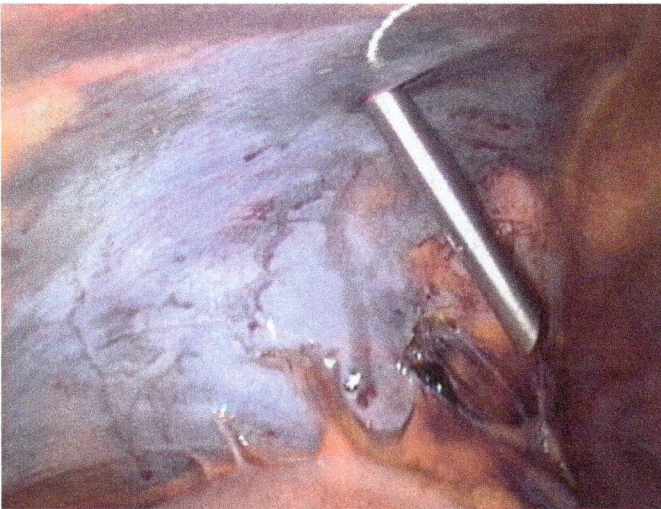

Abb. 3.2: Retroperitoneales Hämatom nach Trokareinstich.

3.8.4 Das laparoskopische Grundgesetz – die Sahara-Regel nach Schneider

Die „Sahara-Regel" nach Achim Schneider (Berlin) ist als *das* laparoskopische Grundgesetz aufzufassen. Die „Sahara-Regel" besagt, dass am Ende einer Operation das Operationsgebiet so (blut-)trocken sein muss, wie die Wüste Sahara (Abb. 3.3). Sie können auch andere Wüstennamen einsetzen – die Grundforderung an Sie als Operateur bleibt die gleiche!

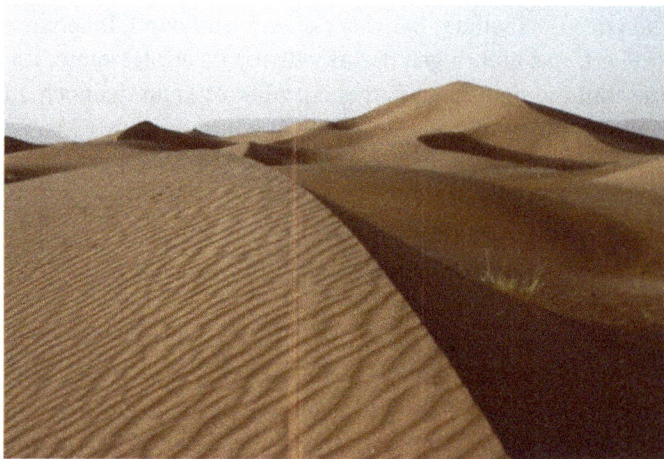

Abb. 3.3: Die Sahara – Ihr OP-Gebiet am Ende des Eingriffes.

3.9 Nur ein sichtbarer Ureter ist ein guter Ureter

Bei verschiedenen Operationen muss der Ureter dargestellt werden. Darin – wie in allen grundsätzlichen Dingen – unterscheidet sich die operative Laparoskopie nicht von der Laparotomie. Häufig ist der Ureter bei der Laparoskopie jedoch unter dem Peritoneum viel besser darstellbar als es bei einer Laparotomie möglich ist (Abb. 3.4). Gelingt es nicht sofort, den Ureter in der Fossa ovarica zu identifizieren, so sollte man sich an die beiden wichtigen Kreuzungsstellen des Ureters mit Gefäßen erinnern – und diese aufsuchen (Abb. 3.5, Abb. 3.6).

Beispiele für die Bedeutung der Ureterdarstellung:
– An der Beckenwand derb adhärente Ovarialtumore oder Adnexprozesse haben (fast) immer eine enge Beziehung zum Ureter – stellen Sie ihn dar!
– Sacrouterine oder parametrane Infiltrationen, z. B. durch Endometriose, erzwingen die Ureterdarstellung.
– Bei der LAVH macht es Sinn, Ureter und Arteria uterina anatomisch darzustellen, um die Arteria uterina nahe ihres Abgangs an der Arteria iliaca interna und unter Sicht des Ureters über Bikoagulation und Schere abzusetzen.

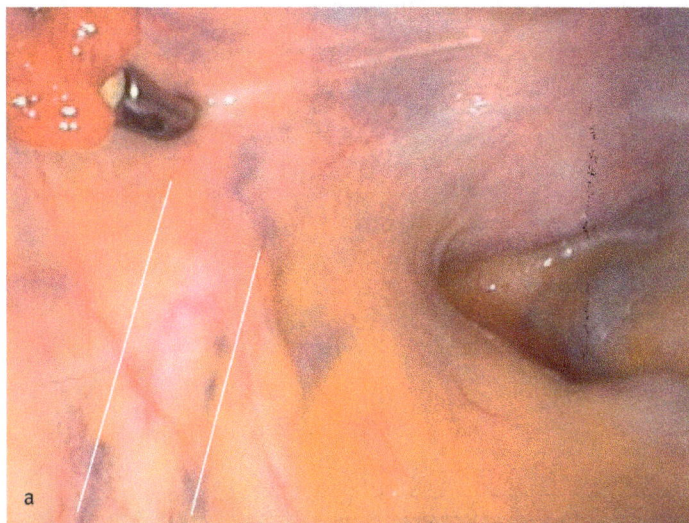

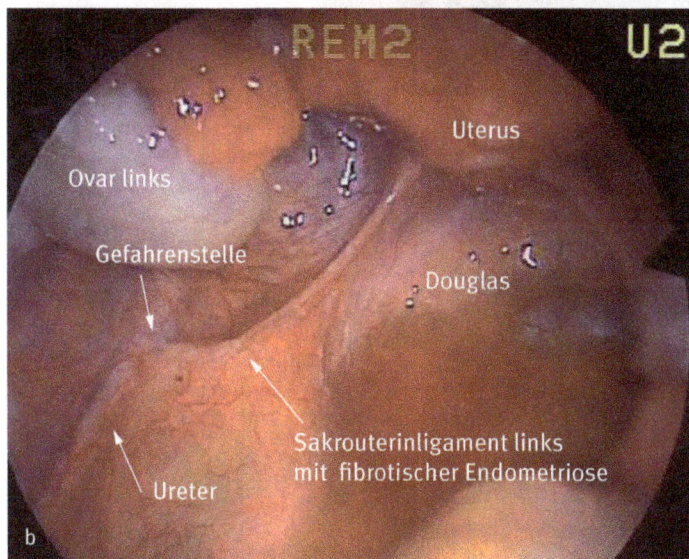

Abb. 3.4: (a) Der Ureter schimmert in der linken Fossa ovarica durch das Peritoneum, (b) sichtbarer Ureter = freie Fahrt für weitere OP-Schritte!

- Schneider (Berlin) empfahl zu Recht, nie das Ligamentum infundibulo-pelvicum zu durchtrennen, ohne vorher den Ureter gesehen zu haben.
- Bei der laparoskopisch-assistierten anterioren Rektumresektion, z. B. bei Endometriose, müssen die Ureteren klar in ihrem Verlauf dargestellt werden.
- Eine pelvine Lymphadenektomie ohne subtile Ureter-, Gefäß- und Nervendarstellung ist nicht möglich. Bei laparoskopisch-onkologischen Operationen ist die Ureterdarstellung obligat.

3.9.1 Die erste Kreuzung – in der Mitte der Iliaca-Gabel

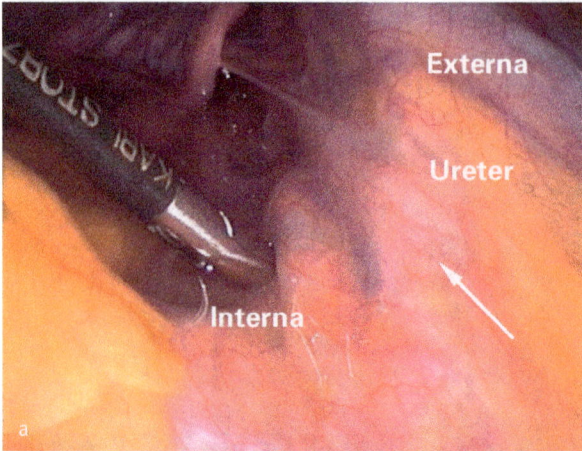

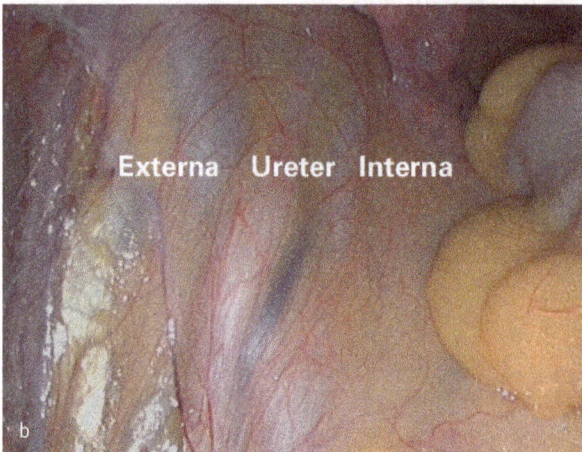

Abb. 3.5: Der Ureter findet sich immer im Bereich der Iliaca-Gabelung (unterhalb der Arteria iliaca externa und oberhalb der Arteria iliaca interna) nahe der Arteria iliaca communis. **(a)** rechte Seite; **(b)** linke Seite.

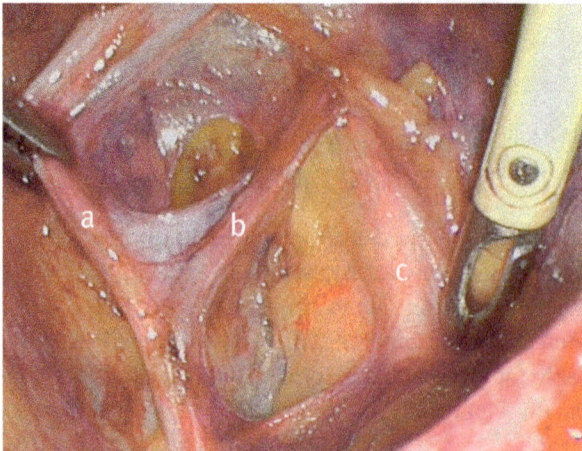

Abb. 3.6: Der linke Ureter wird von der Arteria uterina überkreuzt. Denken Sie daran, dass nicht nur „Wasser", sondern auch „Strom" dort läuft. Die Arteria uterina wird embryologisch-bedingt auch von Nervenfasern zur Blase untertunnelt. **(a)** Ligamentum umbilicale laterale, **(b)** Arteria uterina, **(c)** linker Ureter

3.9.2 Die zweite Kreuzung – das Wasser läuft unter der Brücke

Der große Anatom Wilhelm v. Waldeyer-Hartz verwendete in seinen Vorlesungen bereits vor über 100 Jahren den Spruch: „*Das Wasser läuft unter der Brücke*".

Bei zahlreichen Operationstechniken wegen bösartiger oder gutartiger Erkrankungen spielt die Darstellung des Ureters eine zentrale Rolle (Abb. 3.7, 3.8).

Bei der Stadieneinteilung der Endometriose (wie auch beim Zervixkarzinom) hat dieser Aspekt Eingang in Klassifikation gefunden (Abb. 3.8).

Wie stellt man den Ureter am einfachsten dar?

- Spalten Sie das laterale Peritoneum entlang dem Ligamentum infundibulo-pelvicum bis über die Iliaca-Gabelung hinweg.
- Fassen Sie das Peritoneum nahe dem Ligamentum infundibulo-pelvicum und ziehen Sie es zur kontralateralen Seite.
- Stellen Sie sich mit einigen sanften Präparationsbewegungen die Arteria iliaca externa sowie die Arteria iliaca interna schön dar: Medial der Arteria iliaca interna und unterhalb der Arteria iliaca externa kommt der Ureter von der A. iliaca communis
- Wenn Sie der Arteria iliaca interna nun folgen und den Ureter dabei gleichzeitig medialisieren, so stoßen Sie auf die Arteria uterina.

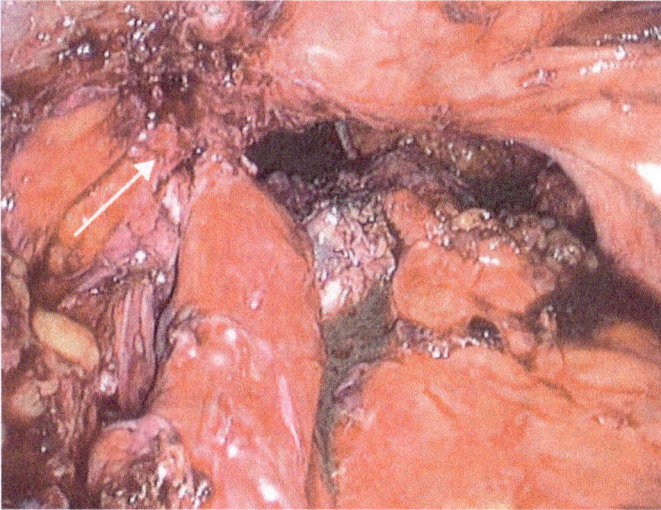

Abb. 3.7: Linksseitige stenosierende intrinsische Ureterendometriose mit entsprechender Ureterdilatation. Hier sollte die linke Niere durch eine Ureterneuimplantation, z. B. durch eine Psoas-Hitch-Operation gerettet werden. Bei der extrinsischen Ureterendoemtriose gelingt es meistens den Ureter aus der Endometrioseummauerung Schritt für Schritt freizupräparieren.

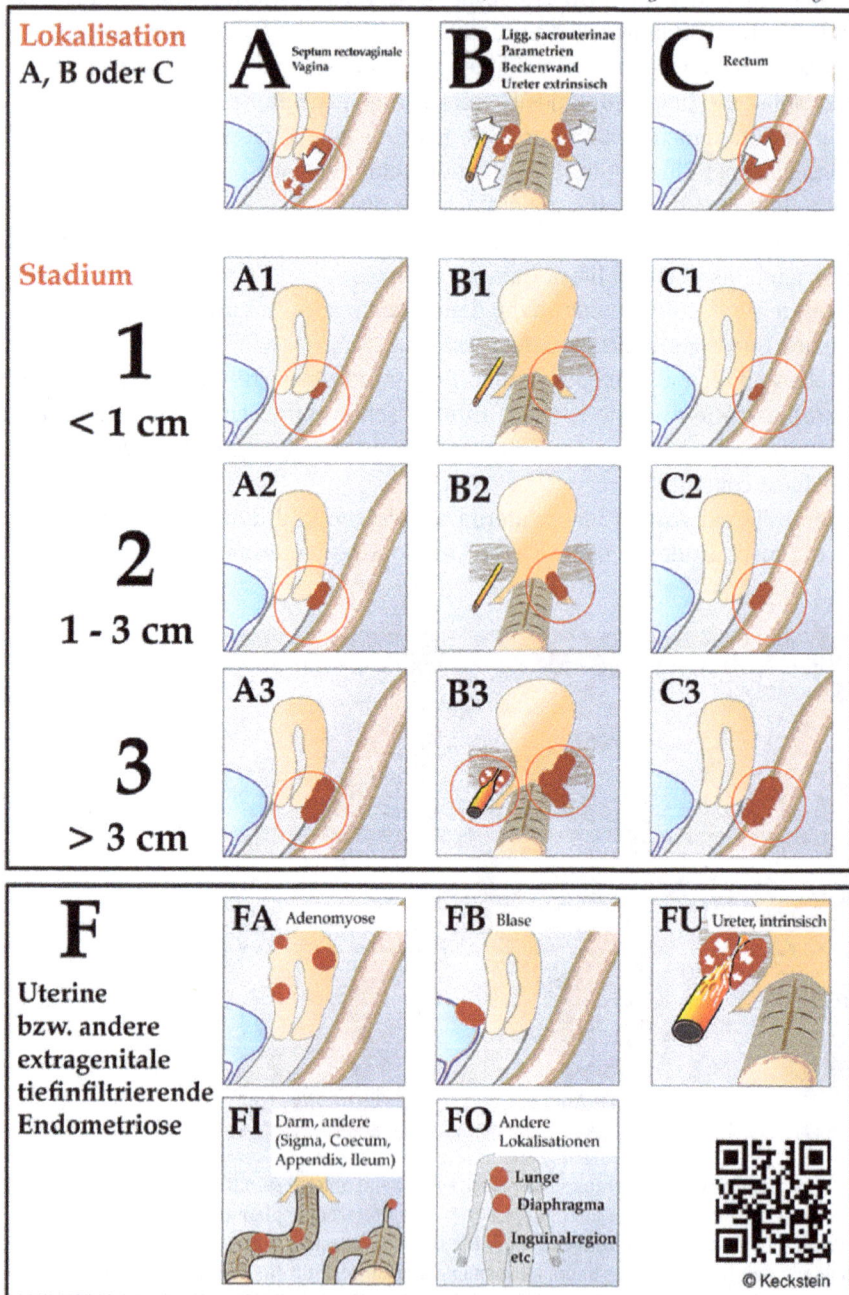

Abb. 3.8: Die neue ENZIAN-Klassifikation geht auch auf Darm- und Ureterinfiltrationen durch Endometriose ein [Keckstein 2012].

3.10 Haben Sie keine Angst vor dem Darm, aber behandeln Sie ihn mit Respekt

Der Darm gehört neben dem Uterus mit seinen Adnexen, den Blutgefäßen, Nerven, und Lymphknoten sowie dem Ureter, dem Peritoneum, dem Omentum und der Blase zu den Organen bzw. Organsystemen, mit denen ein gynäkologischer Operateur immer konfrontiert ist. Historisch gesehen gehörten Darmoperationen zum operativen Spektrum der Gynäkologie, aus bestimmten Gründen ging die Kompetenz gynäkologischer Operateure auf diesem Gebiet jedoch drastisch zurück. Heute steht interdisziplinäres Handeln im Vordergrund. Dennoch brauchen gynäkologische Operateure – heute mehr denn je – darmchirurgische Erfahrungen, Kenntnisse und Fähigkeiten. Die Inzidenz von Darmverletzungen bei Laparoskopien wird mit 0,16 % angegeben. Komplikationen können beim Einführen der Instrumente (z. B. Veres-Nadel, Trokare) oder während der operativen Phase (z. B. Adhäsiolyse, Präparation, Koagulation) auftreten.

3.10.1 Darmadhäsionen sind nie retroperitoneal

Häufig kommt der Operateur in Situationen, in denen Darmanteile derb oder oberflächlich mit der Bauchwand kurz- oder langstreckig adhärent sind. Die Präparation solcher Adhäsionen beinhaltet die prinzipielle Gefahr der Darmverletzung. Diese Gefahr kann minimiert werden, wenn man weiß, dass Darmadhäsionen nie retroperitoneal gelegen sind. Eröffnet man *vor* der Adhäsion das Peritoneum und präpariert man unter sanftem Zug an der betroffenen Darmschlinge retroperitoneal weiter, so gelangt man in eine adhäsionsfreie retroperitoneale Schicht, die es zulässt, den Darm Schritt für Schritt mitsamt dem angeklebten Bauchfell von der Bauchwand zu lösen (Abb. 3.9). Auch bei kleinen Serosadefekten oder Koagulationsmarken gibt es keinen Grund abzuwarten – sichern Sie die betroffene Stelle durch eine endoskopische Naht!

Merke: Die beste Adhäsionsprophylaxe ist die anatomisch schichtgerechte und blutarme Operation. **!**

3.10.2 „Gelb ist gut"

Im kleinen Becken können schwere Adhäsionen zwischen Rektum, Sigma, dem Uterus und den Adnexen äußerst komplexe Anforderungen an den Operateur stellen. Entzündungen, tumoröse Veränderungen oder Endometriose lassen die anatomischen Organgrenzen verschwinden (Abb. 3.10). Halten Sie sich jetzt immer retro-

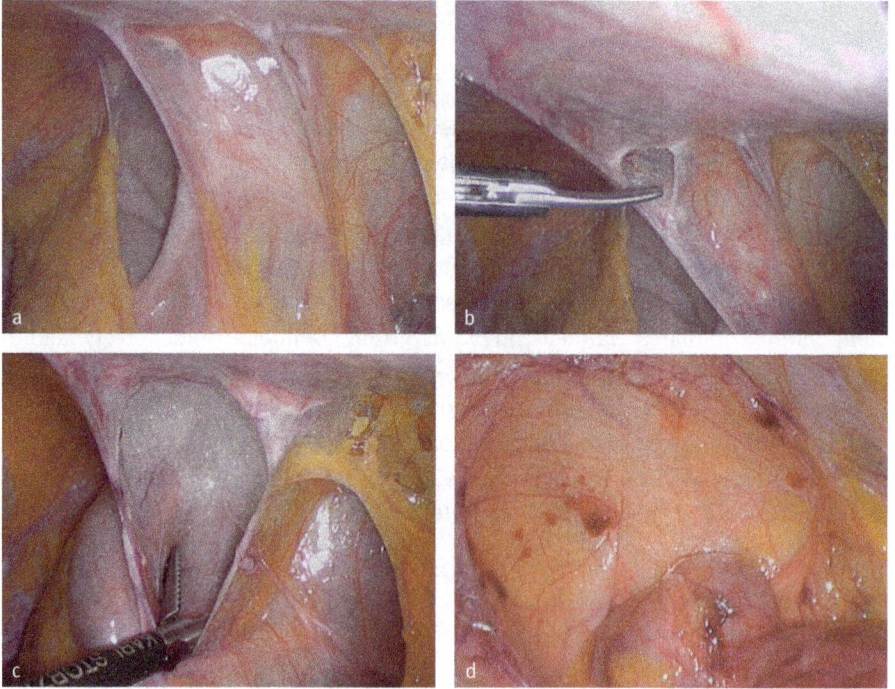

Abb. 3.9: Dünndarmadhäsion an der rechten mittleren Bauchwand (**a**). Hier empfiehlt es sich, im Rahmen der Mobilisierung das Peritoneum zunächst 1–2 cm lateral von der eigentlichen Adhäsion zu eröffnen (**b**) und den Befund retroperitoneal von der Bauchwand abzupräparieren (**c**). Das funktioniert immer (**d**) – es sei denn der Darmabschnitt steckt tatsächlich inkarzeriert zwischen den Schichten der Bauchwand!

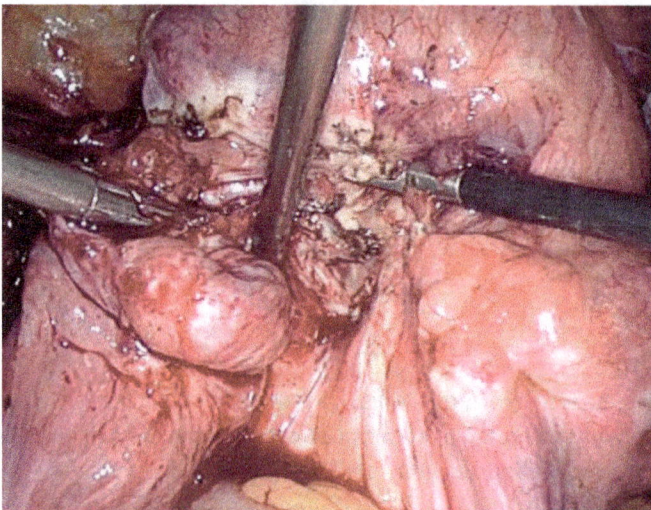

Abb. 3.10: Die anatomischen Strukturen sind in diesem Endometriosesitus verschwunden. Während des operativen Vorgehens müssen nun langsam und sorgfältig die Operationsebenen dargestellt werden.

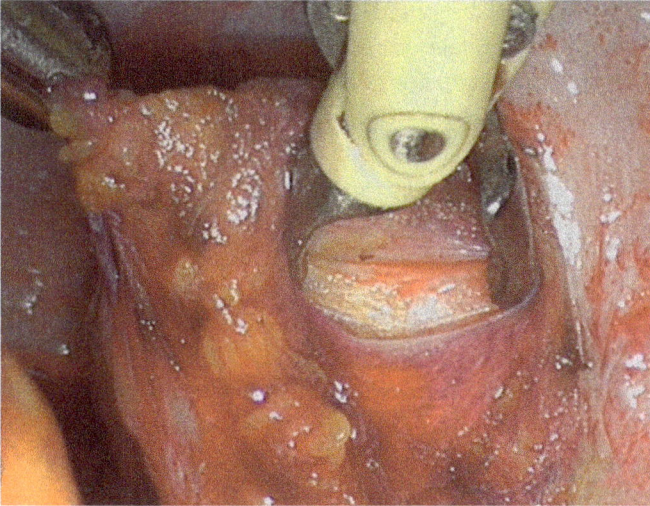

Abb. 3.11: Wie bei einer Straßenampel bedeutet Gelb: „Achtung! Hier geht es weiter!" – aber auch: „Achtung! Seien Sie vorsichtig beim Weitergehen".

peritoneal! In allen Gruben (pararektal, rektovaginal etc.) und zwischen allen Organen finden Sie Fett- und Bindegewebe. Das Fettgewebe leuchtet Ihnen gelb entgegen (Abb. 3.11).

Merke: Gelb ist gut! !

3.10.3 Bleiben Sie am Uterus

Ist der Darm derb mit dem Uterus verklebt, so müssen Sie sich wenigsten zwei Fragen stellen und beantworten:
1. Operieren Sie jetzt weiter, weil Sie das mit der Patientin so besprochen haben, diese gut aufgeklärt ist, die Möglichkeit einer Darmoperation vorab besprochen wurde und Sie eine unerwünschte oder gezielte Darmläsion beherrschen können, z. B. allein oder gemeinsam mit Ihrem vorab informierten chirurgischen Kollegen?
2. Operieren Sie jetzt nicht weiter, wissend, dass Sie heute mit den vorhanden Informationen und Ressourcen die OP nicht durchführen können?

Wenn Sie jetzt weiter operieren, so müssen Sie den adhärenten Darmabschnitt von allen Seiten mobilisieren, d. h. Sie präparieren rechts und links pararektal-retroperitoneal von kranial zur Darm-Uterus-Adhäsion und in Richtung Septum rectovaginale. Als letzter Schritt erfolgt die scharfe Abpräparation des Darmes von kranial in Richtung Septum rectovaginale. In jedem Fall gilt (auch bei leichteren Verklebungen) – bleiben Sie am Uterus. Sie können millimeterweise die Serosa bzw. eine dünne Muskularisschichten vom Uterus abpräparieren, ohne den Darm zu berühren.

> **!** **Merke:** Vorsicht mit der Bikoagulation in Darmbereich – meiden Sie monopolaren Strom. Thermisch-bedingte Nekrosen haben ein fatales symptomfreies Intervall von 3–14 Tagen!

Komplexe Darmadhäsiolysen können zu komplexen Darmläsionen führen, die oft nicht primär erkannt werden. Es ist immer vertretbar, indikationsgerecht rechtzeitig zu konvertieren und sicher zu laparotomieren, als unsicher weiter zu laparoskopieren. Klären Sie Ihre Patientinnen vor der Operation selbst ausführlich über beide möglichen *Zugangswege* (Laparoskopie und Laparotomie) auf.

3.11 Wo „Zentrum" draufsteht muss auch „Zentrum" drin sein!

Heute werden viele „Zentren" gegründet, die überwiegend das Ziel haben, die Qualität der Therapie dieser oder jener Erkrankung zu verbessern. Brustzentren, MIC-Zentren, Beckenbodenzentren, Endometriosezentren und Myomzentren sind nur einige wenige Beispiele aus unserem täglichen Leben. Die Zentrumbildung spielt auf dem Gesundheitsmarkt allerdings auch eine nicht zu unterschätzende Marketing-Rolle. Besonders bei Darmoperationen – aber auch sonst! – sollten Operateure oder OP-Teams verschiedene OP-Techniken beherrschen.

3.12 Variationen zum Thema – Beispiele für ausgedehnte Darmoperationen

3.12.1 Die vaginal-laparoskopisch-minioffene anteriore Rektumresektion

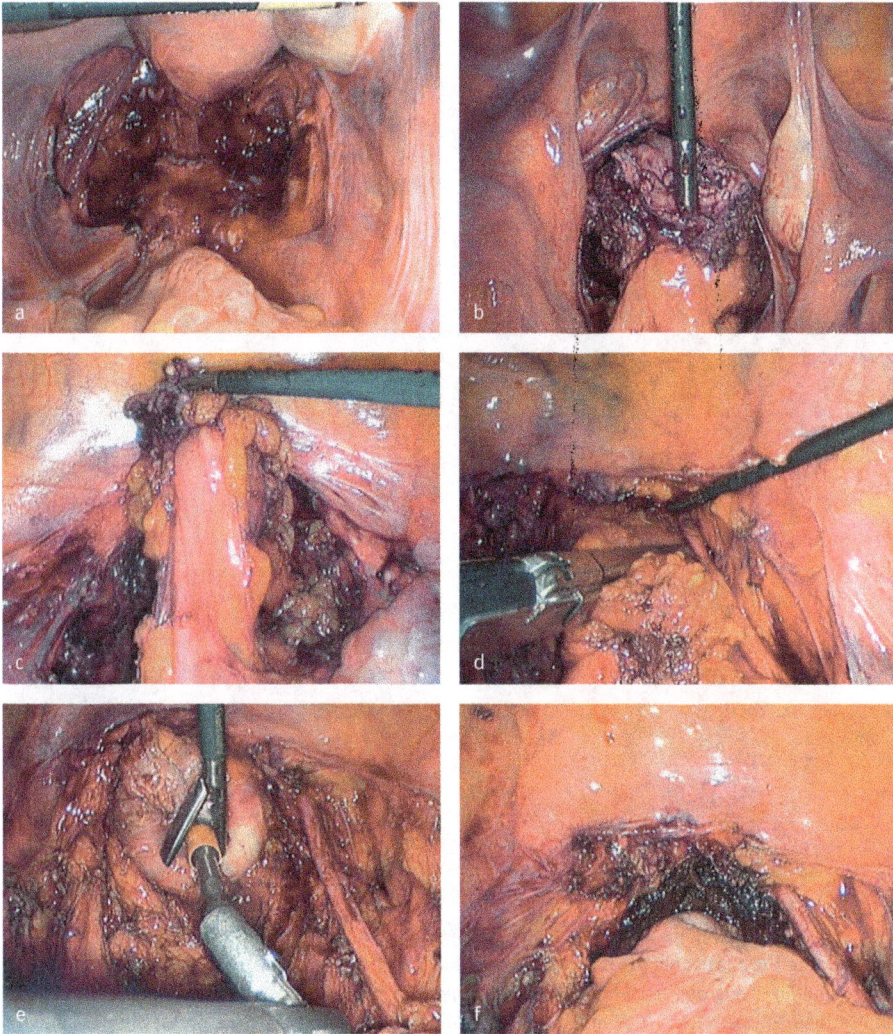

Abb. 3.12: Vaginal-laparoskopisch-minioffene anteriore Rektumresektion. (**a**) Der infiltrierende Endometrioseherd wurde von vaginal und laparoskopisch mobilisiert, er hängt allerdings noch mercedessternförmig rechts und links an Adhäsionen. (**b**) Nun wird der Herd weiter mobilisiert und man sieht deutlich die Reste der infiltrierten Scheidenwand, die auf dem Herd belassen wurde; (**c**) das herdtragende Rektum ist mobilisiert und aus dem Meso ausgeschält; (**d**) nach dem kaudalen Absetzen des Befundes wird der Herd reseziert, der Stablerkopf adaptiert (abdominal, vaginal), die Anastomose (**e**) geschlossen und (**f**) der Wundgrund mit Tabotamp oder Tissuecol versorgt.

3.12.2 Die transvaginal-laparoskopische Operation

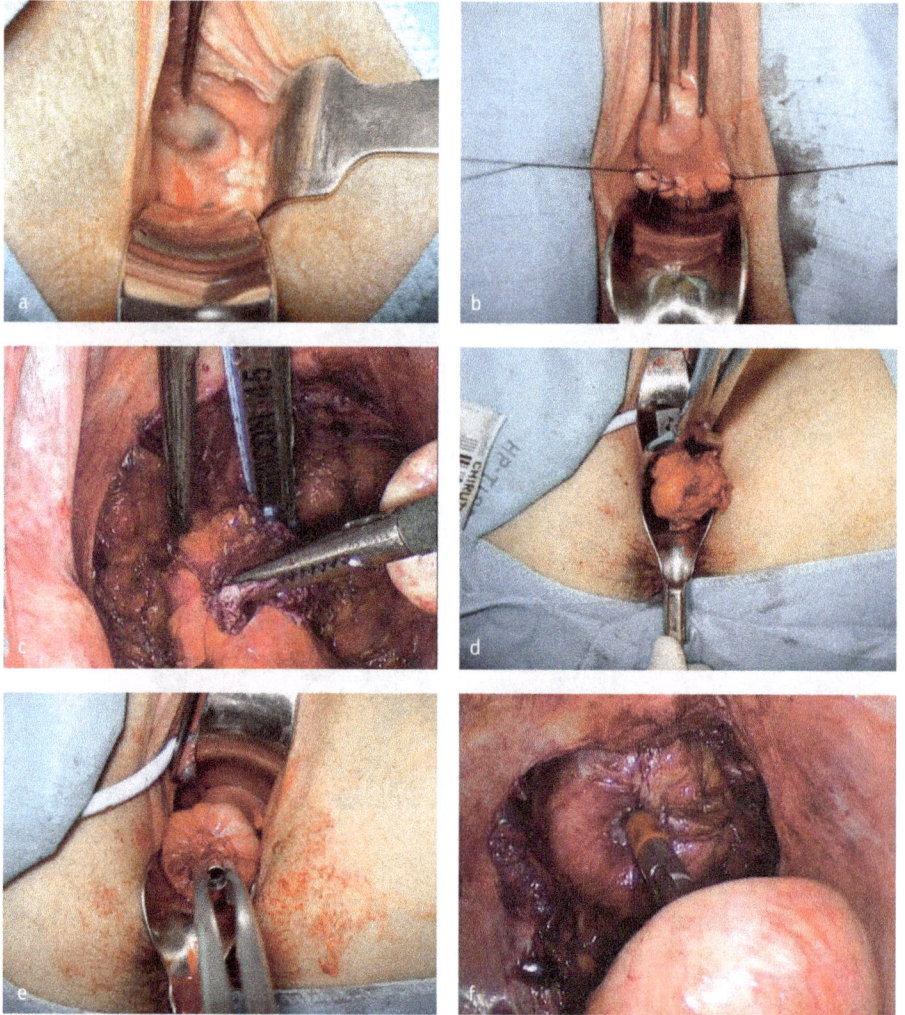

Abb. 3.13: Die transvaginal-laparoskopischen Operation. Im Rahmen dieser OP-Technik wird der vaginale Herd (**a**) zunächst mobilisiert, aus den infiltrierten Parametrien gelöst und solange rechts und links aus den derb-holzigen Adhäsionen der Rektumvorderwand abpräpariert bis die Infiltrationsstelle erreicht ist. Nun ist der Rektumherd meist so mobil, dass ein Gewinn nicht mehr zu erzielen ist. Deshalb wird nun die Vagina passager verschlossen (**b**). Laparoskopisch erfolgt nun zur Arbeitserleichterung die passagere Uteropexie und dann die tiefe anteriore Rektum- oder Sigmaresektion (**c**). Der endometriosebefallene anale Darmabschnitt wird nun – gut mobilisiert – tief im kleinen Becken platziert. Nach erneuter Eröffnung kann man den Darmtumor gut vor den Introitus ziehen (**d**) und ihn über eine Tabaksnahtklemme fixieren, präparieren und mit dem Stabler-Kopf versehen (**e**). Dann wird der Stabler-Kopf wieder im kleinen Becken plaziert, die Scheide endgültig verschlossen und laparoskopisch-assistiert mit dem transanalen Klammergerät die Anastomose geschossen (**f**). Eine „Unter Wasser" – Rektoskopie – also bei flüssigkeitsgefülltem kleinen Becken – komplettiert das Vorgehen.

3.12.3 Die primär-vaginale tiefe anteriore Rektumresektion mit laparoskopischer Anastomose

Diese OP-Technik entwickelte sich aus den Erfahrungen, die zuvor bei den *vorbereitenden* vaginalen Operationsschritten im Rahmen der transvaginalen-laparoskopischen anterioren Rektumresektion gesammelt wurden (Abb. 3.14 a–h).

Merke: Je komplizierter ein laparoskopischer Eingriff, umso höher die Inzidenz von Darmläsionen.

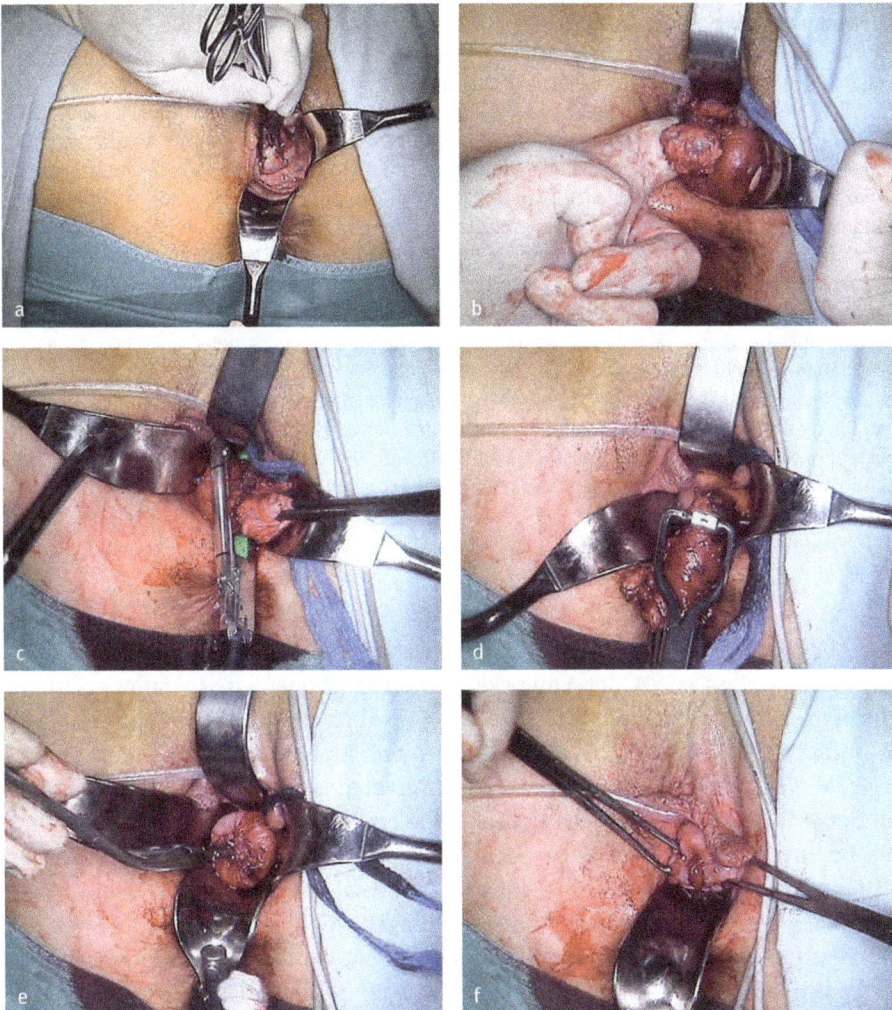

Abb. 3.14: (Abbildung wird auf nächster Seite fortgesetzt)

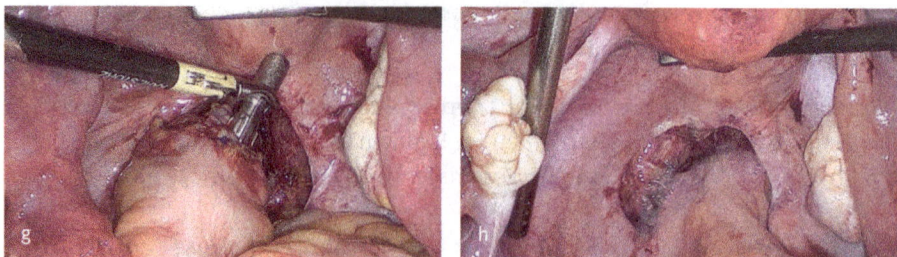

Abb. 3.14 (Fortsetzung): Die primär-vaginale tiefe anteriore Rektumresektion mit laparoskopischer Anastomose: Nach der Umschneidung und Mobilisierung des rectovaginalen Herdes unter rektal-digitaler Kontrolle im Gesunden (**a**) ließ sich in einigen Fällen teilweise der Rectumschlauch nach vorsichtiger bilateraler instrumenteller und digitaler Mobilisation in oder vor die Scheide ziehen (**b**). Nun lag es nahe, dem infiltrierenden Knoten analwärts mit einem Stabler abzusetzen (**c**). Dadurch konnte der orale Rektumabschnitt mit dem Endometrioseknoten vor dem Introitus mit einer Tabaksnaht-Klemme fixiert und gesichert werden (**d**), so dass es nun möglich war, den Stabler-Kopf einzupassen und zu fixierten (**e**). Der adaptierte Stablerkopf wurde nun transvaginal im kleinen Becken versenkt und die endometriosefreie Scheide in typischer Weise an die gesunde Zervix angenäht (**f**). Bei der folgenden Laparoskopie wurden dann eventuell noch vorhandene Endometrioseläsionen oder Adhäsionen entfernt. Dann wurde unter laparoskopischer Kontrolle transanal das Stablergerät unter Sicht mit dem Stablerkopf adaptiert (**g**) und die Anastomose geschlossen (**h**). Eine Rektoskopie mit flüssigkeitsgefülltem kleinen Becken zeigte die Dichtigkeit der Anastomose. Gelegentlich wurde diese sicherheitshalber endoskopisch übernäht. Geachtet werden muss bei dieser Technik auf die problemlose Mobilisierung des tiefen Rektums und auf die Spannungsfreiheit der Anastomose. Ein Nachteil des primär vaginalen Vorgehens besteht in dem Risiko, dass weitere Darmherde, die nicht diagnostiziert werden konnten oder wurden, das OP-Ergebnis relativieren. Ein Vorteil dieser Technik im Vergleich zu anderen Vorgehensweisen besteht in der kürzeren OP-Zeit (bei eingespieltem Team). Die Patientin hat im besten Fall auch nur noch drei Einstiche im Unterbauch (1 × 10 mm und 2 × 5 mm).

3.13 Gehen Sie auf die Nerven!

Der Aufschwung der radikalen laparoskopischen Operationen bei tief-infiltrierender Endometriose sowie der Entwicklung nervenschonender Operationen in der chirurgischen und gynäkologischen Onkologie führte in den letzten Jahren zur Entstehung von Forschungsrichtungen, die als *Neurogynäkologie* bzw. als *Neuropelviologie* [M. Possover] ausgebaut werden. Die Nerven des kleinen Beckens, hier speziell der N. obturatorius, der N. femoralis, die Sacralwurzeln, die Nn. splanchnici, die Nn. hypogastrici, aber auch der N. genitofemoralis, rücken verstärkt in den Mittelpunkt des Interesses der Operateure und Anatomen (Abb. 3.15–Abb. 3.20).

Dies gilt auch für zahlreiche Fragestellungen, die das komplexe Problem des chronischen Unterbauchschmerzes betreffen. Viele Operationstechniken beginnen somit sich langsam zu wandeln, da der Verlauf der pelvinen Nervenplexus die subtile Darstellung verlangt und das bisher geübte „allgemeine" Durchtrennen verbietet.

Postoperative Komplikationen (Darm, Blase) werden damit prospektiv abnehmen. So ist bei der pelvinen Lymphadenektomie die Darstellung des Nervus obturatorius in der Fossa obturatoria essentiell. Verletzungen dieses Nerven sind unbedingt zu vermeiden. Koagulieren oder schneiden Sie nie in der Fossa obturatoria bevor Sie den Nerven nicht eindeutig gesehen haben! Die Manipulation am Nerven im Rahmen der Lymphadenektomie (z. B. leichte Dehnung beim Weghalten des Nervs) führt meist zu reversiblen Sensibilitätsstörungen und Missempfindungen in seinem kutanen Innervationsbereich. Die Patientinnen sollten bereits präoperativ darüber informiert werden, dass diese Beschwerden innerhalb von 4–12 Wochen von selbst verschwinden. Umso wichtiger ist es, dass der Nerv gut dargestellt ist (Abb. 3.21).

Welche Bedeutung der schonende Umgang mit nervalen Strukturen hat, zeigt auch die nervale Innervation der äußeren Geschlechtsorgane. Diese erfolgt über den *Nervus pudendus*, den *Nervus ilioinguinalis*, den *Nervus genitofemoralis* und den *Plexus coccygeus* (Haut über dem Steißbein).

Aus dem Nervus pudendus gehen
- die *Nn. rectales inferiores* (Analregion)
- die *Nn. perinei* (Dammhaut)
- die *Nn. labiales posteriores* (große Schamlippen) sowie
- der *N. dorsalis clitoridis* (Glans clitoridis) hervor.

Aus dem N. genitofemoralis stammt der *Ramus genitalis* (Labia majora und angrenzende Teile der Oberschenkel) und aus dem N. ilioinguinalis ziehen die *Nn. labiales anteriores* zu den vorderen Anteilen der großen Schamlippen sowie zum Präputium clitoridis. Die *Nn. cavernosi clitoridis* (aus dem autonomen Beckengeflecht) ziehen entlang der Gefäße oder mit dem N. pudendus durch das Diaphragma urogenitale und sorgen für die vegetative Innervation der Schwellkörper des äußeren Genitale.

Merke: Gehen Sie auf die Nerven! Einen Nerv, den man sieht, kann man nicht durchschneiden! **!**

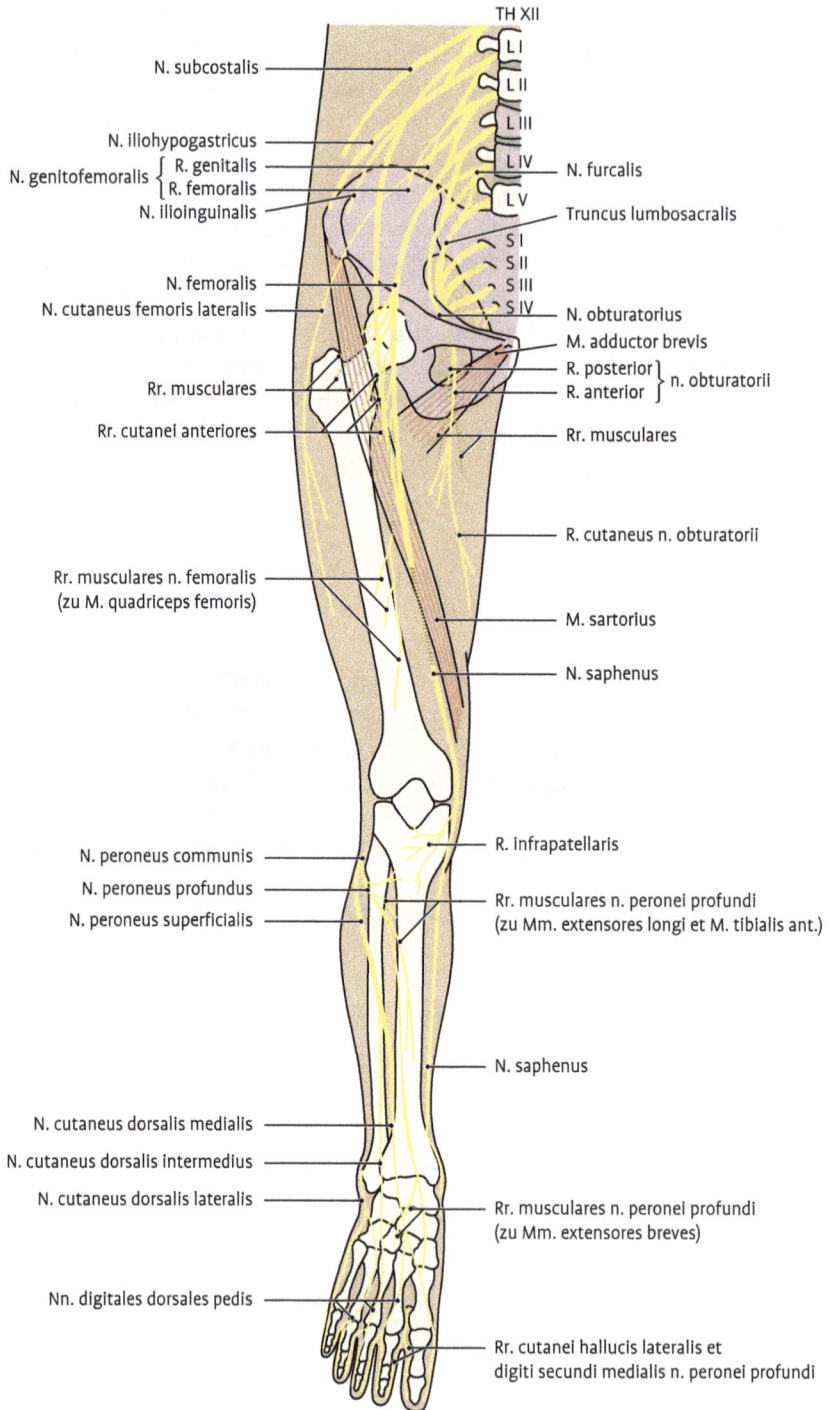

Abb. 3.15: Relevante Nerven im kleinen Becken [Waldeyer 2012].

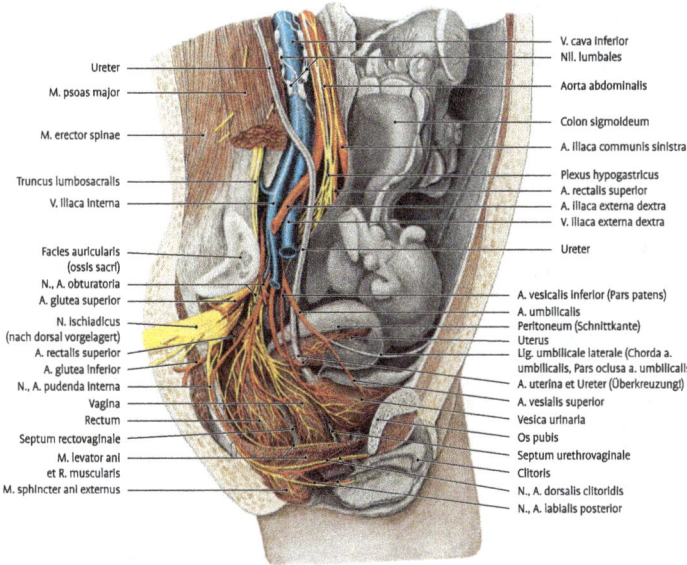

Abb. 3.16: Gefäße und Nerven der Beckeneingeweide und des Beckenbodens bei der Frau [Paramedianschnitt von rechts dargestellt, Waldeyer, 2012].

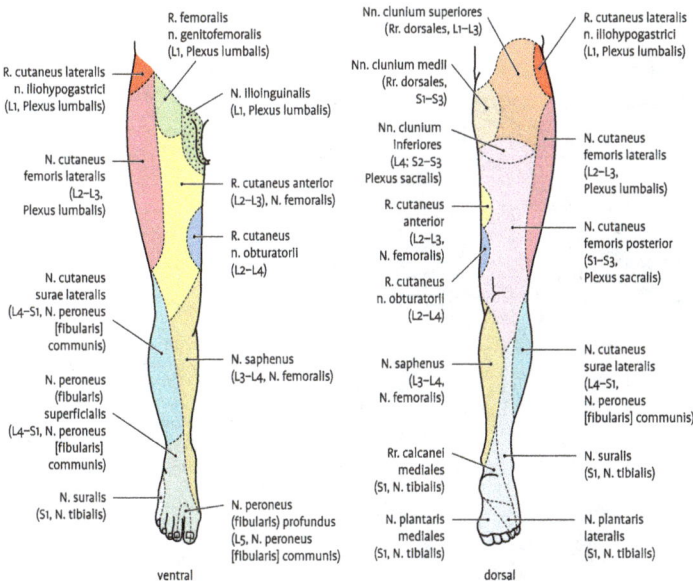

Abb. 3.17: Hautinnervation der unteren Extremitäten [Waldeyer 2012]. Die Erinnerung an die Innervationsgebiete ist besonders wertvoll, wenn Patientinnen nach radikalen Operationen über Ausfälle klagen. Damit sie nicht im juristischen Sinne klagen, sollte bereits präoperativ auf die Möglichkeit solcher Komplikationen eindeutig hingewiesen werden.

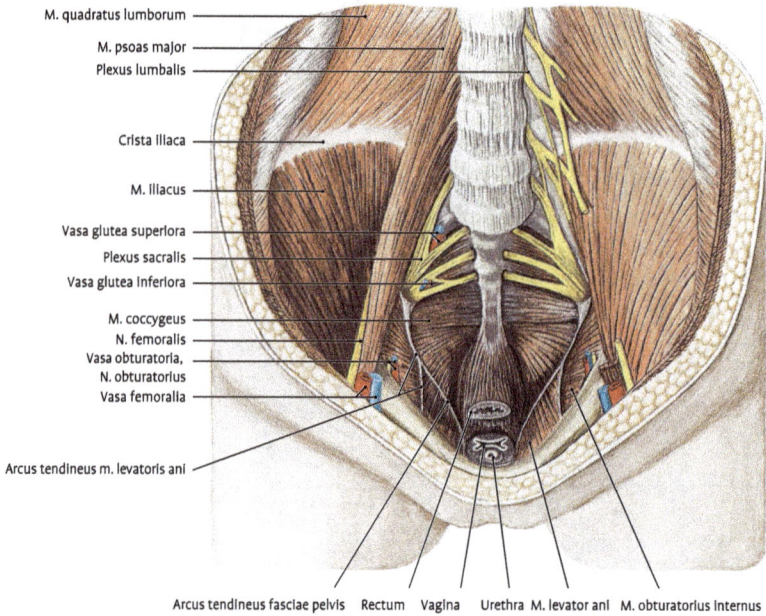

M. quadratus lumborum
M. psoas major
Plexus lumbalis
Crista iliaca
M. iliacus
Vasa glutea superiora
Plexus sacralis
Vasa glutea inferiora
M. coccygeus
N. femoralis
Vasa obturatoria,
N. obturatorius
Vasa femoralia
Arcus tendineus m. levatoris ani

Arcus tendineus fasciae pelvis   Rectum   Vagina   Urethra   M. levator ani   M. obturatorius internus

Abb. 3.18: Beckenboden der Frau [Waldeyer 2012]. Diese Strukturen spielen in der gynäkologischen Onkologie, aber auch bei der tief-infiltrierenden Endometriose eine Rolle, die den Plexus sacralis infiltrieren und zu chronischen Schmerzen führen kann.

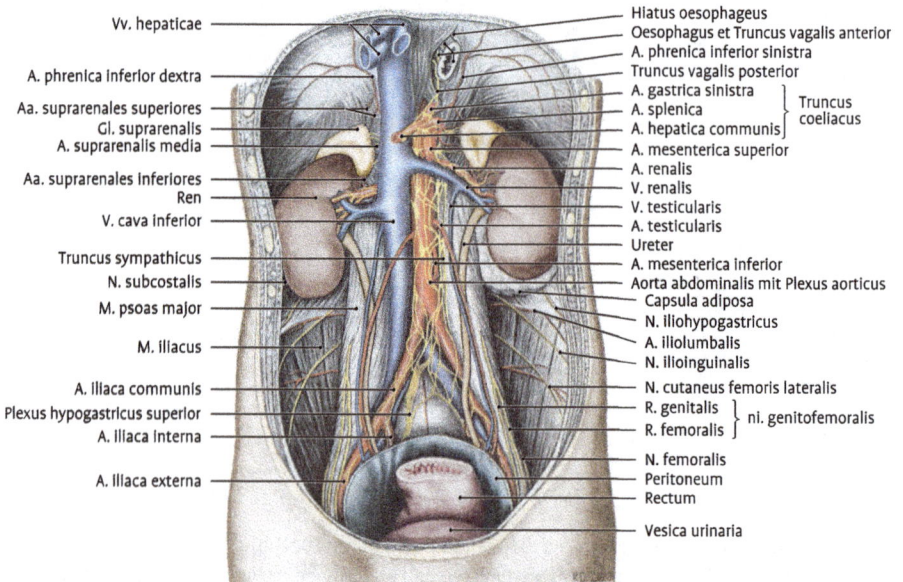

Vv. hepaticae
A. phrenica inferior dextra
Aa. suprarenales superiores
Gl. suprarenalis
A. suprarenalis media
Aa. suprarenales inferiores
Ren
V. cava inferior
Truncus sympathicus
N. subcostalis
M. psoas major
M. iliacus
A. iliaca communis
Plexus hypogastricus superior
A. iliaca interna
A. iliaca externa

Hiatus oesophageus
Oesophagus et Truncus vagalis anterior
A. phrenica inferior sinistra
Truncus vagalis posterior
A. gastrica sinistra ⎱ Truncus
A. splenica ⎰ coeliacus
A. hepatica communis
A. mesenterica superior
A. renalis
V. renalis
V. testicularis
A. testicularis
Ureter
A. mesenterica inferior
Aorta abdominalis mit Plexus aorticus
Capsula adiposa
N. iliohypogastricus
A. iliolumbalis
N. ilioinguinalis
N. cutaneus femoris lateralis
R. genitalis ⎱ ni. genitofemoralis
R. femoralis ⎰
N. femoralis
Peritoneum
Rectum
Vesica urinaria

Abb. 3.19: Organe und Leitungsbahnen des Spatium retroperitoneale [Waldeyer 2012].

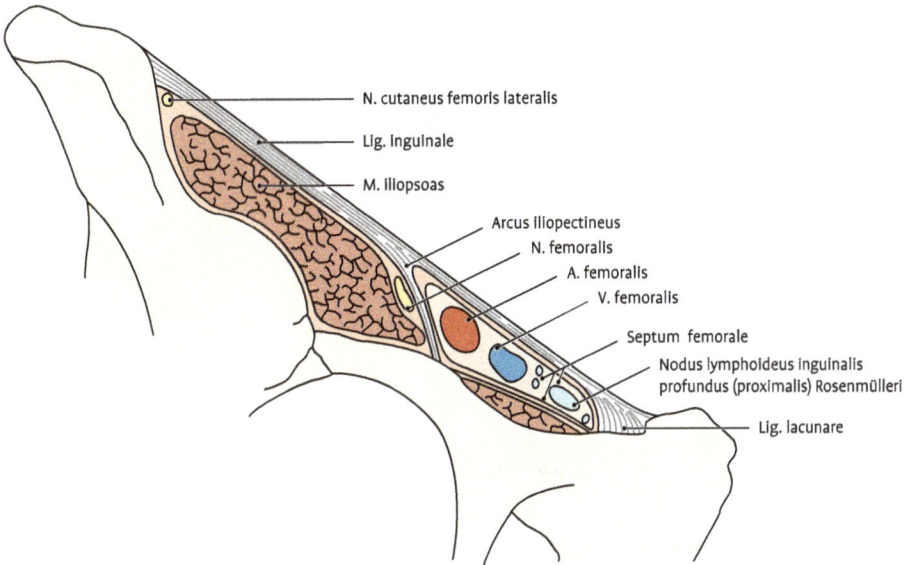

Abb. 3.20: Lacuna musculorum und Lacuna varosum [Waldeyer 2012]. Denken Sie immer an die IVAN-Regel: Innen-Vene-Arterie-Nerv. In diesem Falle der N. femoralis. Viel häufiger wird jedoch im Rahmen beherzter Koagulationen im „Coecumbereich" der N. cutaneus femoris lateralis lädiert. Die Frauen zeigen dann auf die typischen „brennenden" Stellen.

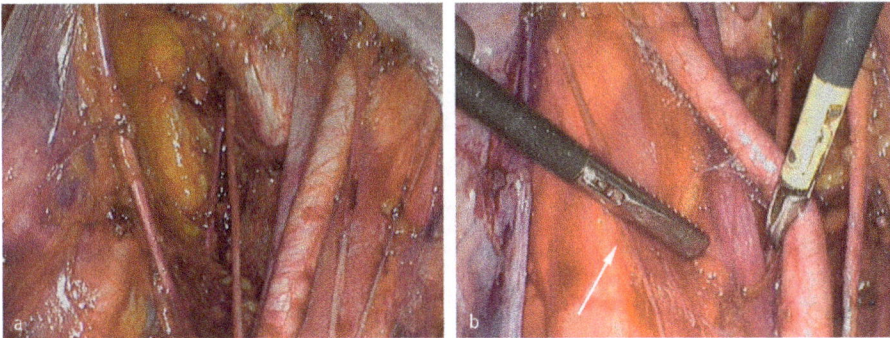

Abb. 3.21: Bei der pelvinen Lymphadenektomie muss der Nervus obturatorius und der Ramus genitalis sowie der Ramus femoralis des Nervus genitofemoralis (**a**) sicher dargestellt werden. Im Monitor steht der Nervus obsturatorius immer senkrecht (**a**). Bei der Lymphadenektomie im Bereich der Arteria iliaca kann es zur Kompression der Rami des Nervus genitofemoralis durch Instrumente (hier die Lymphknotenfasszange) kommen (**b**).

Rüdiger Söder und Andreas D. Ebert

4 Ambulante Operationen – von Wanderchirurgen, der irritierenden Gegenwart und dem Blick in die Zukunft

Wenn man das Wort „*ambulant*", lat. *ambulo*, ins Deutsche übersetzt, so bedeutet es eigentlich „wandern" (oder gehen) und sogleich fallen einem beim Begriff „ambulante Operation" die wandernden Chirurgen und Barbiere des Mittelalters ein, die mit ihrem mobilen Equipment die bunten Marktplätze dieser Zeit bevölkerten, um Zähne zu ziehen, Abszesse zu spalten, Steinschnitte durchzuführen und Neuigkeiten zu verbreiten. Doch weit gefehlt! Heute ist es die Patientin, die wandert oder geht! Gut und zu gut informierte Patientinnen machen sich vorab ein Bild von dem, was sie haben, und auch von der Person, die ihr Problem lösen soll. Dabei hilft den Frauen heute (oder nicht) unser großer Konkurrent, Lehrer und *Arbeitserschwerer* Dr. Google.

Aufgrund der rasanten Entwicklung der Medizin auf den Gebieten der Operations- und Medizintechnik sowie der modernen Anästhesiologie können die Grenzen des ambulanten Operierens planmäßig Schritt für Schritt weiter ausgedehnt werden. Eingriffe, die gestern noch lange Krankenhausaufenthalte nach sich zogen, werden heute einfach ambulant durchgeführt. Das hat einige Vorteile für die Patientin und für das Gesundheitssystem, denn die teilweise hohen Kosten für das stationäre Gesundheitswesen können reduziert und somit kostengünstig umgelegt (!) werden.

Das ambulante Operieren gilt heute neben der stationären Versorgung (Krankenhausaufnahme mit mindestens einer Übernachtung) und der ambulanten Versorgung als die „dritte Säule" im deutschen Gesundheitswesen. Und da das deutsche Gesundheitswesen teuer ist, gewinnt das ambulante Operieren mit seinem Auftrag zur Kostensenkung an Bedeutung (www.operieren.de).

4.1 Wie definiert man „ambulantes Operieren"?

International anerkannt ist die Definition einer ambulanten Operation als Eingriff, bei dem der Patient die Nacht davor und danach zu Hause verbringt. Strikt davon zu trennen ist die in vielen Kliniken praktizierte kurzstationäre Chirurgie, bei der die Patienten je nach Definition ein bis drei Nächte in der Klinik bleiben. Eine genaue Analyse der stationären Krankenhausfälle zeigt, dass bei der hohen Anzahl von Patienten im „Kurzliegerbereich" ein großes Potenzial für ambulant zu erbringende Leistungen bestehen muss.

https://doi.org/10.1515/9783110560602-004

4.2 Welche gesetzlichen Grundlagen gibt es und wer sind die „großen Drei"?

Für niedergelassene Ärzte waren ambulante chirurgische Eingriffe schon immer möglich. Mit dem Inkrafttreten des GSG am 1.1.1993 und den Veränderungen im SGB V mit neuen und erweiterten Rahmenbedingungen waren und sind die Krankenhäuser berechtigt, ambulante Operationen durchzuführen. Das Gesetz sieht vor, dass der GKV-Spitzenverband, die Deutsche Krankenhausgesellschaft (DKG) und die Kassenärztliche Bundesvereinigung (KBV) einen Katalog ambulant durchführbarer Operationen und sonstiger stationsersetzender Eingriffe erstellen (AOP-Katalog) sowie einheitliche Vergütungen für Krankenhäuser und Vertragsärzte regeln (AOP-Vertrag).

Der GKV Spitzenverband, die DKG und die KBV (die „Großen Drei") haben mit Wirkung zum 1.6.2012 einen neuen Vertrag nach § 115b Abs. 1 SGB V (AOP-Vertrag) ausgehandelt. Anlage ist der AOP-Katalog. Jeweils für die Jahre 2015, 2016 und 2017 wurde der Leistungskatalog zum Ambulanten Operieren nach § 115b SGB V (AOP-Katalog) zwischen den gesetzlich bestimmten „großen Drei" neu verhandelt.

4.2.1 Der gynäkologische AOP-Leistungskatalog

Im AOP-Katalog sind die Operationen aufgeführt, die in der Regel ambulant erbracht werden sollen. Diese sind mit der Ziffer 1 gekennzeichnet. Leistungen, die man sowohl ambulant als auch stationär durchführen könnte, sind mit der Ziffer 2 gekennzeichnet.

Stationsersetzende Eingriffe gemäß § 115b SGB V im Krankenhaus in der Kategorie Ziffer-1-Eingriffe sind in der Gynäkologie (Tab. 4.1):
- OPS (1–672) Diagnostische Hysteroskopie,
- OPS (1–694) Diagnostische Laparoskopie,
- OPS (5–690.0) Therapeutische Kürettage (Abrasio),
- OPS (5–691) Entfernen eines intrauterinen Fremdkörpers,
- OPS (5–711.1) Marsupialisation.

Stationsersetzende Eingriffe der Kategorie Ziffer 2 sind gem. § 115b SGB V im Krankenhaus:
- OPS (5–690.1) Therapeutische Kürettage (Abrasio uteri): *Mit lokaler Medikamentenapplikation,*
- Konisationen,
- Endometriumablationes,
- hysteroskopische Myomenuklation sowie
- alle operativen Laparoskopien.

Tab. 4.1: Vergütung ambulant durchzuführender Operationen, Ziffer-1-Eingriffe, gemäß § 115b SGB V auf der Grundlage des EBM.

OPS	EBM-Eingriff	Operateur	Anästhesie p.o.	p.o. Ü.*	Gesamt
1–672	Diagn. Hysteroskopie	135,31 €	102,04 €	54,02 €	291,37 €
1–694	Diagn. Laparoskopie	201,97 €	135,31 €	54,02 €	391,03 €
5–690.0	Therapeutische Kürettage	98,88 €	102,04 €	54,02 €	254,94 €
5–691	Entfernen intrauteriner Fremdkörper	98,88 €	102,04 €	54,02 €	254,94 €
5–711.1	Marsupialisation	98,88 €	102,04 €	54,02 €	254,94 €

* postoperative Überwachung, ** Euro-Beiträge abhängig vom jeweiligen Landesbasisfallwert bzw. EBM-Punktwert

Merke: Natürlich müssen bestimmte Voraussetzungen erfüllt sein, um ambulante Operationen durchzuführen. Diese betreffen die Strukturqualität, die fachliche Eignung des Operateurs und die Ergebnisqualität.

4.2.2 Keine Regel ohne Ausnahme – die „G-AEP-Kriterien"

Auch der AOP-Leistungskatalog bietet dem aufmerksamen Leser Ausnahmen.

Bei Vorliegen bzw. wenn die Kriterien der allgemeinen Tatbestände gemäß § 3 Abs. 3 des Vertrags nach § 115b Abs. 1 SGB V erfüllt sind (Anlage 2 G-AEP Kriterien: *German appropriate evaluation protocol* = Grundlage für die Beurteilung der Notwendigkeit stationärer Behandlungen), kann bei Leistungen mit der Ziffer 1 jedoch eine stationäre Durchführung dieser Eingriffe erforderlich sein. Den Krankenhäusern ist es also möglich, auch bei Ziffer-1- bzw. Ziffer-2-Eingriffen, unter Verwendung bzw. bei Vorliegen bestimmter Kriterien, die Vergütung über die stationäre DRG zu wählen (Eintagesfall/DRG oder Voll-DRG).

Die G-AEP-Kriterien sind ein Leitfaden für das Prüfverfahren, ob die stationäre Behandlung zweifellos und unstrittig notwendig ist. Diese werden bei Stichprobenprüfungen des Medizinischen Dienstes der Krankenkassen (MDK) nach § 17 KHG herangezogen, um zu prüfen, ob der abgerechnete Eingriff nicht auch ambulant durchführbar gewesen wäre.

Die G-AEP-Kriterien bilden allerdings nicht alle stationären Behandlungsnotwendigkeiten ab. Aufgrund der Gesamtbewertung des Falls durch den aufnehmenden Krankenhausarzt kann gegebenenfalls auch die Notwendigkeit einer stationären Aufnahme gegeben sein, obwohl keines der Kriterien erfüllt ist. Auch wenn hier der eine oder andere Fall durch den MDK „herausgeprüft" wird, stellt die Summe der im DRG erfolgten und verbliebenen Fälle im Vergleich zu der desaströsen Vergütung der gleichen Operation im KV-System eine kostendeckende Vergütung für die im Krankenhaus erfolgten Ziffer-1- und Ziffer-2-Eingriffe dar (Tab. 4.2).

Tab. 4.2: Vergleich der Vergütung EBM zu DRG bei Ziffer-2-Eingriffen am Beispiel Endometriose.

OPS/ICD	EBM Eingriff	Operateur	Anästhesie	p.o. Ü.*	Investitions-zuschuss	Gesamt
5–702/ N80.1	Exzision von Endometriose-herden	281,47 €	132,36 €	108,56 €	35,00 €	557,39 €

OPS/ICD	DRG Eingriff	DRG		DRG 1-Tagesfall	Voll-DRG
5–702/ N80.1	Exzision von Endometriose-herden	Krankenhaus Hauptabteilung		2.260,71 € (gesamt)	2.991,23 € (gesamt)

* postoperative Überwachung, ** Euro-Beiträge abhängig vom jeweiligen Landesbasisfallwert bzw. EBM-Punktwert

Addiert man nur die rudimentären Betriebskosten (Personal, Miete, Geräte) einer Tagesklinik (unabhängig davon, ob diese durch ein Krankenhaus oder einen niedergelassenen Arzt betrieben wird) und stellt sie den EBM-Umsätzen aus diesen, wenn auch vergleichsweise schnell durchzuführenden Eingriffen gegenüber, so wird man zu dem Ergebnis kommen, dass die in einer Stunde erzielten EBM-Umsätze insgesamt nicht kostendeckend sein können. Die Analyse der Vergütung ambulanter Eingriffe im EBM-System und der Vergleich zur Vergütung im DRG-System bei potenziell ambulant durchzuführenden Eingriffen lassen folgenden Schluss zu:

Konkrete Maßnahmen, das ambulante Operieren in Deutschland ernsthaft und nachhaltig zu fördern, wurden von der Politik bislang [Ende 2017] nicht getroffen.

4.3 Ambulantes bzw. kurzstationäres Operieren

Durch Entwicklung von modernen Anästhesie- und Operationsverfahren (MIC) ist heutzutage eine Vielzahl von stationären Eingriffen ambulant bzw. kurzstationär möglich. Hochspezialisierte (gynäkologische) OP Zentren, die sich in den letzten 20 Jahren in Deutschland etablieren konnten, haben die Vision engagierter Operateure und Anästhesisten von einer qualitativ hochwertigen und patientenfreundlichen operativen Versorgung Wirklichkeit werden lassen.

Sie zeigen einen alternativen Weg auf, Kosten im Gesundheitswesen einzusparen und dabei die Versorgungsqualität zu steigern. Der Gesetzgeber ist nun gefordert, lediglich die ordnungspolitischen Rahmenbedingungen zu schaffen, um diese reale Entwicklung zu erhalten bzw. zu fördern.

4.3.1 Vorteile des ambulanten Operierens aus der Sicht des Patienten

Der Patient sucht sich seinen Operateur selbst aus. Dies geschieht heutzutage auch durch das Internet und ist somit überregional möglich. Der konservativ behandelnde Gynäkologe kann für seine Patientin den für eine bestimmte Operationstechnik am besten geeigneten Operateur bzw. die am besten geeigneten Operateure aussuchen und eine Empfehlung aussprechen.

Der Operateur ist öffentlich, er steht im „Wettbewerb". Nur mit hoher fachlicher und sozialer Kompetenz kann er bestehen. Dies ist im Sinne des Patienten und im Sinne der ärztlichen Ethik. Es ist im Sinne des Anspruchs, den die Operateure an sich selbst stellen müssen. Der Patient kann mit dem Operateur seiner Wahl und in Abstimmung mit ihm den Operationstermin und -ort festlegen. Nach dem Eingriff kann er sich in seiner gewohnten Umgebung erholen. Die Genesung erfolgt schneller und die psychische Belastung ist geringer. Die kurze Verweildauer im OP-Zentrum verringert die Gefahr, sich mit Krankheitskeimen zu infizieren.

4.3.2 Aktuelle Entwicklungen

Durch die hohe Frequenz der Eingriffe („Übung macht den Meister") entwickeln die ausschließlich operierenden Ärzte eine hohe Expertise, die mit einem auf Endoskopie eingespielten OP Team eine sehr niedrige Komplikationsrate und sehr gute postoperative Ergebnisse aufweist. Dies wird sowohl vom Patienten als auch vom zuweisenden Kollegen gewürdigt. Zeitnahe OP Berichte und gegebenenfalls direkte Kontaktaufnahme mit den zuweisenden Kollegen runden den Blick eines funktionierenden Systems ab. Dies hat zur Folge, dass immer mehr Patienten mit anspruchsvolleren Befunden zugewiesen werden und sich die Grenzen vom ambulanten in den (kurz)stationären Bereich verschieben. Dem musste auch die Struktur gerecht werden. Große OP Zentren halten daher Übernachtungsbetten vor, die zum Teil als Privatklinik nach § 30 GeWO geführt werden. So können auch Operationen, die einer intensivierten postoperativen Betreuung bedürfen mit meist nur einer Übernachtung im „ambulanten OP Zentrum" sicher durchgeführt werden. Patientinnen mit ambulanten Kleineingriffen, die keine Betreuungsperson haben oder Patienten mit ausgeprägtem Sicherheitsbedürfnis, können mit einer Übernachtung im auch ambulanten Setting gehalten werden.

Merke: Engagement und Erfolg im ambulanten Operieren führen zu Einrichtungen mit Übernachtungsmöglichkeit. Der Übergang vom ambulanten zum kurzstationären Operieren ist fließend und daher nicht trennbar.

4.3.3 Einige strukturelle und organisatorische Voraussetzungen

Technische und hygienische Standards in ambulanten OP Zentren entsprechen denen am Krankenhaus und werden kontrolliert. So finden regelmäßig Begehungen vom Gesundheitsamt, der Berufsgenossenschaft und des Gewerbeaufsichtsamtes statt. Im Fokus der Überprüfung stehen, um nur einige Bereiche zu nennen, Hygiene, Messung der Klimatechnik, Strömungsverhältnisse im OP, Sterilisation und Instrumentenaufbereitung, Medizinprodukte, Arbeitssicherheit sowie die Überprüfung der Technik (MTK, STK).

Es empfiehlt sich, schon bei der Planung und dem Bau eines OP Zentrums Kontakt mit den Behörden aufzunehmen, um so von Anfang an eine gesetz- und vorschriftenkonforme Umsetzung des Projektes zu gewährleisten.

Auch wenn die ärztlichen Betreiber einer solchen Einrichtung mit vielen Vorschriften und Auflagen konfrontiert werden, wenn Organisation und Personalführung sehr aufwendig sind, bleibt den verantwortlichen Ärzten unterm Strich mehr Zeit für die Patienten als im Krankenhaus. Viele bürokratische Aufgaben, die großen Kliniken ihren ärztlichen Mitarbeitern abverlangen, entfallen. Die Verwaltung eines OP Zentrums mit § 30 – Klinik ist schlank. Entscheidungen, die Personal- oder Investitionen betreffen, die letztendlich Auswirkung auf die Qualität der Patientenversorgung oder Qualität der OPs haben, werden ausschließlich von verantwortlichen Ärzten getroffen.

4.3.4 „Die Kader entscheiden alles!" – Professionelle Erfahrung bzw. fachliche Befähigung

! **Merke:** Der Erfolg eines OP Zentrum steht und fällt durch das Engagement und die Qualifikation der Mitarbeiter. Das ambulante bzw. kurzstationäre Operieren ist eine Mannschaftsleistung. Nur Harmonie schafft Motivation und schweißt zu einem Team zusammen.

Eingriffe gemäß § 115b SGB V werden nach dem jeweilig zum Behandlungszeitpunkt geltenden *Facharztstandard* erbracht. Danach sind die Eingriffe gemäß § 115b SGB V nur von Fachärzten, unter Assistenz von Fachärzten oder unter deren unmittelbarer Aufsicht und Weisung mit der Möglichkeit des unverzüglichen Eingreifens zu erbringen.

Ist für bestimmte Eingriffe gemäß § 115b SGB V über das Recht zum Führen einer Facharztbezeichnung hinaus nach den jeweils gültigen Weiterbildungsordnungen der Erwerb einer *Schwerpunktbezeichnung*, einer *Fachkunde* und/oder der Abschluss einer *fakultativen Weiterbildung* Voraussetzung, können solche Eingriffe nur erbracht werden, wenn der erfolgreiche Abschluss dieser zusätzlichen Weiterbildung durch entsprechende Zeugnisse und/oder Bescheinigungen nachgewiesen worden ist.

! **Merke:** Man kann auf dem Papier alle Zertifikate der Welt haben – letztendlich kommt es beim Operieren aber nur darauf an, was man wirklich kann.

4.3.5 Praktische und gesetzliche Hinweise

Zu den organisatorischen Voraussetzungen für das ambulante Operieren zählen:
- ständige Erreichbarkeit der Einrichtung oder des Operateurs bzw. des behandelnden Arztes für den Patienten
- Dokumentation der ausführlichen und umfassenden Information des Patienten über den operativen Eingriff und die ggf. notwendige Anästhesie (alternative Möglichkeiten der Durchführung und Nachbehandlung)
- geregelter Informations- und Dokumentenfluss zwischen den beteiligten Ärzten
- sind der vorbehandelnde Arzt und der Operateur bzw. der behandelnde Arzt nicht identisch, so muss eine Kooperation für die Weiterbehandlung gewährleistet sein
- sind der Operateur bzw. der behandelnde Arzt und der nachbehandelnde Arzt nicht identisch, so muss eine Kooperation für die Nachbehandlung gewährleistet sein
- Die Einrichtung, in der Eingriffe gemäß § 115b SGB V durchgeführt werden, muss über einen Organisationsplan für Notfälle/Notfallplan für Zwischenfälle verfügen. Das Personal muss an regelmäßigen Fortbildungen im Notfall-Management teilnehmen. Entsprechend dem Leistungsspektrum ist die Durchführung geeigneter Reanimationsmaßnahmen zu gewährleisten. Einrichtungen, die Eingriffe gemäß § 115b SGB V erbringen, müssen die Notfallversorgung sicherstellen.
- Ist bei Eingriffen gemäß § 115b SGB V ärztliche Assistenz erforderlich, so hat der Arzt sicherzustellen, dass hinzugezogene Assistenten über die bei jedem individuellen Eingriff erforderliche Erfahrung und den medizinischen Kenntnisstand verfügen.
- Falls keine ärztliche Assistenz bei Eingriffen nach § 115b SGB V erforderlich ist, muss mindestens ein qualifizierter Mitarbeiter mit abgeschlossener Ausbildung in einem nichtärztlichen Heilberuf oder im Beruf als Medizinische Fachangestellte als unmittelbare Assistenz anwesend sein. Weiterhin muss eine Hilfskraft (mindestens in Bereitschaft) sowie, falls medizinisch erforderlich, auch für Anästhesien ein Mitarbeiter mit entsprechenden Kenntnissen anwesend sein.

Beispiel: In vielen, vielleicht den meisten ambulanten OP-Zentren wird bei den endoskopischen Eingriffen im Normalfall ohne ärztliche Assistenz operiert. Am Tisch steht eine OP Schwester (mit Fachkunde), die assistiert und instrumentiert. Ein Mitarbeiter führt z. B. den Uterus, ein Springer ist im Saal bzw. sofort erreichbar. Der Anästhesist hat zusätzlich Fachpfleger zur Seite.

- Unbeschadet der Verpflichtung des für den Eingriff nach § 115b SGB V verantwortlichen Arztes, in jedem Einzelfall zu prüfen, ob Art und Schwere des beabsichtigten Eingriffs und der Gesundheitszustand des Patienten die ambulante Durchführung der Operation nach den Regeln der ärztlichen Kunst mit den zur Verfügung stehenden Möglichkeiten erlauben, müssen die organisatorischen, hygienischen und apparativ-technischen Voraussetzungen in Abhängigkeit

von Art, Anzahl, Spektrum und dem jeweiligen Ort der Erbringung des Eingriffs mindestens die Bedingungen der §§ 4–6 erfüllen. Die Pflicht zur Erfüllung gesetzlicher und berufsrechtlicher Bestimmungen bleibt davon ausdrücklich unberührt.
– geregelte Abfallentsorgung entsprechend den gesetzlichen Bestimmungen

4.3.6 Organisation einer ambulanten Operation als Operateur

Zu den Vorraussetzungen zählen allerdings Dinge, die oft selbstverständlich erscheinen, in der Realität jedoch nicht selten schwer umzusetzen sind:
– *Compliance der Patientin*: Schon bei den ersten Gesprächen muss darauf geachtet werden, ob die betroffene Frau tatsächlich im ambulanten Setting operiert werden kann. Ärztlicherseits sollten hier sehr kritisch auch hinterfragt werden: die psychosoziale Situation, die Schmerzempfindlichkeit, die Compliance, die Indikation vor dem Hintergrund von Nebenerkrankungen.
– *Umfassende Aufklärung*: Die Aufklärung kann gar nicht ausführlich und umfassend genug erfolgen. Die üblichen Aufklärungsbögen sollten unbedingt mit eigenen handschriftlichen Skizzen und Zusatzaufzeichnungen (Abb. 4.1, Abb. 4.2) ergänzt werden. Eine gut aufgeklärte Patientin gewinnt Vertrauen in die Kompetenz des Operateurs und versteht sich als Teil eines Teams, das ihr helfen will.
– *Vorausschauendes Risikomanagement*: Trotz guter, sehr guter oder exzellenter operativer Ausbildung muss man sich darüber im Klaren sein, dass in einem AOZ oft keine externe Unterstützung durch hilfsbereite und vor Ort befindliche Kollegen der Chirurgie, der Gefäßchirugie, der Urologie, der Intensivmedizin u. a. möglich ist. Demzufolge gilt: Kann ich unter den gegebenen Umständen, mit dem gegebenen Personal und den eigenen Ressourcen den geplanten Eingriff tatsächlich durchführen? Diese Frage stellt man sich natürlich vor dem Eingriff und nicht nach dessen Begin.
– *Persönliche Disziplinierung*: Es gilt beim ambulanten Operieren immer „Schuster bleib bei Deinen Leisten!" Auch wenn man mehr (riskieren) könnte, größere, umfassendere Eingriffe reizen, so sollte man nur Operationen durchführen, deren mögliche Komplikationen man auch in einem AOZ managen kann.

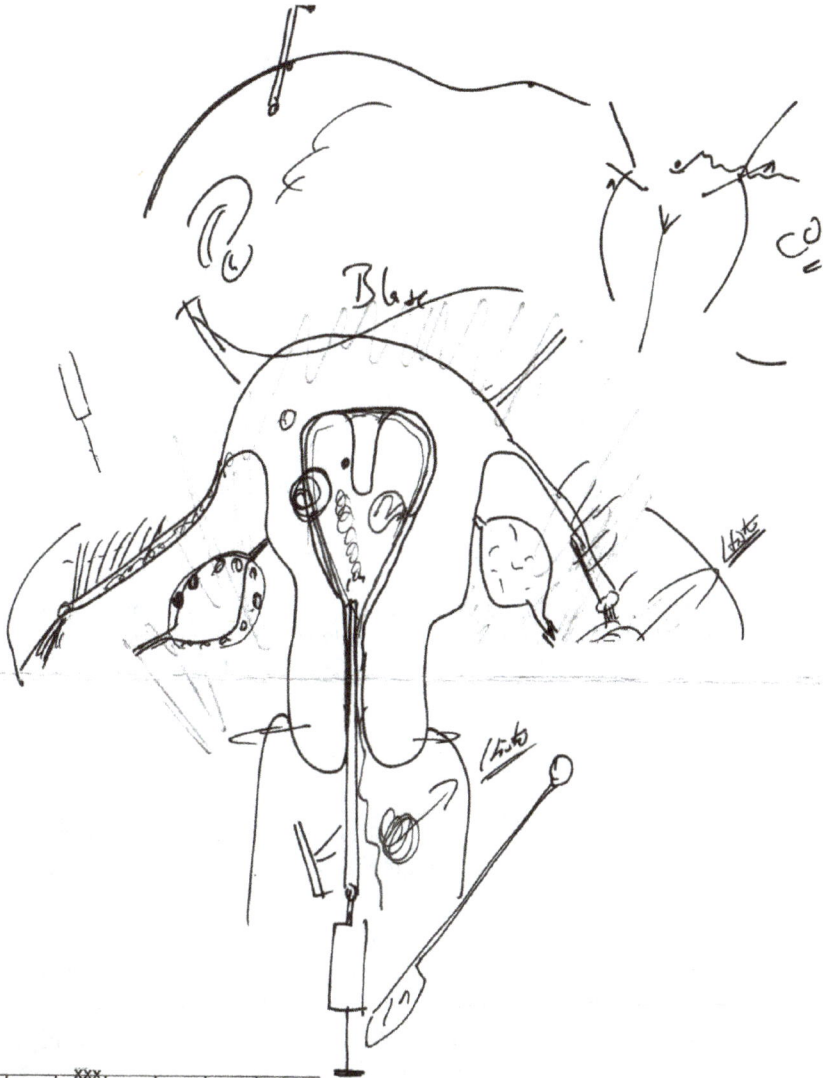

Abb. 4.1: Zeichnen Sie bei der präoperativen Patientinnen-Aufklärung so viel wie möglich! Versuchen Sie Details plastisch zu erklären. Ein Bild sagt oft mehr als 1000 Worte!

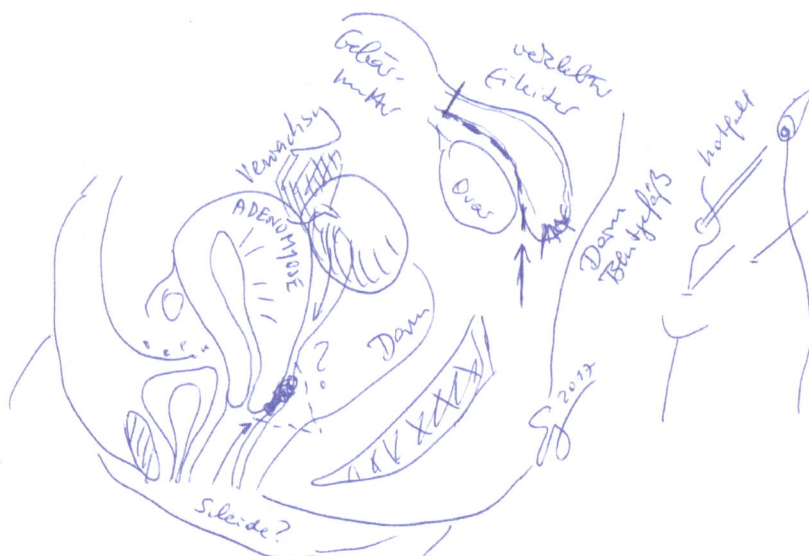

Abb. 4.2: Man muss kein Rembrandt oder Albrecht Dürer sein, um bei der präoperativen Aufklärung das Vorgehen und die Komplikationen auf den Punkt zu bringen. Zeichnen Sie für die Frauen und für sich selbst: Nur wer zeichnet, legt sich fest!

4.4 Es ist nicht alles Gold was glänzt

Das ambulante Operieren hat neben den erwähnten problematischen monetären Aspekten auch einige weitere Nachteile, die berücksichtigt werden müssen, wenn man an den Start geht:

– Keine falschen Erwartungen: Ein modernes AOZ ist keine moderne Hochleistungsklinik. Trotz adäquatem OP-Management, adäquater Infrastruktur und adäquatem Instrumentarium können nur Eingriffe einer definierten Größe durchgeführt werden. Außerdem sollten die Frauen gesund und nicht adipös sein und keine internistischen Risiken aufweisen.

– OP-Realität: Im ambulanten Setting ist Vieles, aber nicht Alles machbar. Von einigen liebgewonnenen Eingriffen muss man sich realistischerweise verabschieden und dafür andere Operationstechniken ins eigene Repertoire aufnehmen bzw. sich auf diese rückbesinnen. Dennoch muss auch bei ambulanten minimal-invasiven Operationen immer die Option zur Laparotomie gegeben sein.

– OP-Ausdehnung: Die Ausweitung von Operationen ist im AOZ technisch riskant und oft nicht möglich. Deshalb muss vor dem Eingriff das Risiko von „Überraschungen" durch eine sorgfältige und umfassende präoperative Diagnostik minimiert werden! Das bedeutet, dass die Patientinnen bereits präoperativ gut über die Möglichkeit eines OP-Abbruches aufgeklärt werden.

- In einigen ambulanten OP-Zentren werden auch Operationen wie TLH oder LASH als Routineeingriffe durchgeführt. In diesen Fällen muss die Übernachtungsmöglichkeit mit adäquater Betreuung gewährleistet werden.
- Zahlreiche Nachuntersuchungen und geringe Vergütung: Ein ambulanter Operateur sieht die Patientin vor der Operation (Untersuchung, Indikationsstellung, OP-Aufklärung) und beginnt mit der Organisation (Kontakt amb. Anästhesie/OP-Zentrum). Nach der Operation stellt sich die Patientin zur Nachuntersuchung vor, wo sie über den Operationsverlauf aufgeklärt und nachuntersucht wird. Der schriftliche OP-Bericht mit Bildern wird übergeben. Mit den eigenen Patientinnen muss auch der pathomorphologische Befund, auf dem ja dann die postoperative Therapieempfehlung basiert, besprochen werden. Finden sich pathologische Befunde, so müssen die betroffenen Frauen einbestellt werden, um das Problem zu klären. Gibt es gar Beschwerden, so können die Patientinnen auch mehrfach vorstellig werden oder zu anderen Ärzten oder in eine Klinik gehen, so dass ein umfänglicher „Drehtür"-Effekt zustande kommt.

Merke: Kommt es doch einmal zu Komplikationen, so binde die Patientin durch maximale Zuwendung an Dich!

4.5 Ambulant-Klinische Netzwerke

Die ambulante Medizin ist nicht der Gegensatz zur stationären Versorgung. Beide sind Teile eines Ganzen. Und so ist der Kliniker nicht der Gegner des ambulanten Operateurs, sondern gewünschter Partner in einem ärztlichen Netzwerk, das idealerweise nicht pekunär, sondern vertrauensvoll und kollegial auf das Patientenwohl ausgerichtet ist. In einem von bonusgetriebenen, den Ärzten vorgesetzten, Betriebswirten, Gesundheitsökonomen bzw. Medizin-Konvertiten dominierten ökonomischen Gesundheitswesen auf dem Weg zur renditeorientierten Gesundheitswirtschaft muss trotz all dieser gegenwärtigen, hoffentlich reversiblen Misslichkeiten gelten: Ärzte sind Kollegen und keine Konkurrenten. Dieser alte Wunsch ist schmerzlicherweise nicht unbedingt auch Realität, denn vielerorts geht es nicht mehr um Gesundheit und ärztliches Ethos, sondern um Gesundheitswirtschaft und Gesundheitsmarkt. Dadurch werden Ärzte „Dienstleister" und „Mitbewerber", Patienten werden „Kunden" und die Medizin wird ein beliebiger fremdbeherrschter Teil der Ökonomie.

Merke: Mit der Entwicklung eines alternativen Weges zur Klinik stärken wir die ärztliche Stellung als Freiberufler. Nur so kann unabhängig von *„EXCEL-Tabellen-getriebenen" Jungmanagern* und Pseudoärzten der Krankenhausverwaltungen eine patientenorientierte Medizin umgesetzt werden.

Jeder ambulante Operateur ist gut beraten, sich ein klinisches Netzwerk aufzubauen. Dieses Netzwerk sollte der Weiterbildung, dem Personalaustausch und der Unterstützung im Notfall dienen

> **!** **Merke:** Die Klinik ist nicht Dein Konkurrent sondern Dein Freund und Helfer.

Nur wer nicht operiert, hat auch keine Komplikationen. Auch vermeintlich kleine Operationen können anders ausgehen, als ursprünglich gedacht. Deshalb sollte man immer einen Plan B haben.

Jede Patientin, die verlegt werden muss, erhält einen Kurz-Operationsbericht und die Klinik erhält zeitnah den kompletten OP-Bericht. Die Patientin wird entweder persönlich zur aufnehmenden Klinik gebracht oder der ambulante Operateur informiert im Komplikationsfall den zuständigen Fach-, Ober- oder Chefarzt der aufnehmenden Klinik und hinterlässt seine Notfall-Telefonnummer. Besuche am Krankenbett sind selbstverständlich, ebenso wie die die gemeinsame, offene Besprechung der Situation und des klinischen Verlaufes.

Auch die Kooperation mit den Anästhesiologen muss auf Vertrauen basieren und das Wissen und Können der Kollegen reflektieren. Eigenarten der Operationstechniken, des benötigten Instrumentariums oder auch des Operateurs sollte man bereits zum Beginn der gemeinsamen Arbeit thematisieren und nach Lösungen oder Alternativen suchen. Essentiell sind die vertraglichen Regelungen der Zusammenarbeit, denn bei aller Kollegialität basiert die Zusammenarbeit auch auf dem Faktor Geld.

Nicht zu vergessen ist die Zusammenarbeit mit den Pathologen. Vielerorts existieren vertragliche Kooperationen, andernorts kooperiert man schlicht auf Zuruf. Auch hier müssen vorab jegliche Unwägbarkeiten ausgeräumt werden. Es macht wenig Freude, mit Kollegen zusammen zu gehen, die nach der Operation die „Kasse" durch 2–3 Nachbefunde belasten bis der endgültige pathologische Befund dann steht.

> **!** **Merke:** Zügige und korrekte pathomorphologische Befunde sind das Lebenselixier der postoperativen Besprechung mit der Frischoperierten!

Wie in vielen Kliniken besteht auch beim ambulanten Operieren nicht oder extrem selten die Option des Schnellschnittes und der Operationsausweitung. Dementsprechend müssen die Patientinnen vorab aufgeklärt werden, dass eventuell ein Zweiteingriff notwendig sein kann. Gerade in letzter Zeit fand ja die intensive Diskussion um das Risiko des Morcellements von Myomen vor dem Hintergrund eines möglichen Leiomyosarkoms statt. Hier tut unaufgeregte Aufklärung auch bei „schnell wachsenden" Myomen gut.

Natürlich gilt auch für die Zusammenarbeit mit den Kollegen der Pathologie, dass der Operateur dem Pathologen alle möglichen und nötigen Informationen über die Patientin, die Indikation und das OP-Präparat zur Verfügung stellt.

Merke: Je mehr Informationen umso besser die Befunde.   !

In verschiedenen Ländern, so in den USA und wohl auch in England, werden laut Bundesverband für Ambulantes Operieren e.V. (BAO) schon fast 80 % der operativen Eingriffe ambulant durchgeführt (siehe: www.operieren.de). Davon sind wir in Deutschland mit etwa 37 % noch weit entfernt, was sich auf das divergente deutschen Gesundheitssystem und die seit Otto von Bismark existierende Krankenversicherung zurück führen lässt. Ob es so bleibt, wird die nähere Zukunft zeigen. Fakt ist, dass auch unter dem zunehmenden Kostendruck im Gesundheitswesen aus dem ambulanten Operieren, ja dem ganzen ambulanten Gesundheitssektor, keine *„Kriegsmedizin"* bzw. *Arme-Leute-Medizin* werden darf.

4.6 Fördern des ambulanten Operierens durch Fordern von ordnungs- und gesundheitspolitischen Neuansätzen

Aufgrund der in Deutschland historisch bedingten strikten Trennung zwischen ambulantem und stationärem Sektor (Gesetz zum Kassenarztrecht 1955) durften Krankenhäuser – außer Polikliniken von Universitätskliniken – keine ambulanten Eingriffe vornehmen. Dies änderte sich erst mit dem Gesundheitsstrukturgesetz (GSG) vom 21. 12. 1992. Ziel dieses Gesetzes war es, wie auch bei den früheren Kostendämpfungsgesetzen, die Ausgabenentwicklung der Gesetzlichen Krankenversicherung (GKV) zu bremsen. Ambulante Operationen der Krankenhäuser werden heute nach dem EBM vergütet. Mit 600 Mio. Euro Umsatz aus EBM-Vergütungen für erbrachte ambulante Operationen ist dies zwar einer der größeren Bereiche, in denen sich Krankenhäuser engagieren, im Vergleich zu den Umsätzen aus dem stationären Bereich, ist diese Summe jedoch nahezu unbedeutend. Die meisten ambulanten Operationen werden noch immer durch niedergelassene Ärzte erbracht.

4.7 Mögliche betriebswirtschaftliche Strategien der Leistungserbringer

Die sich aus den aufgezeigten Unterschieden zwischen EBM- und DRG-System ergebenden Vergütungsdifferenzen zwingen die Leistungserbringer zu einer klaren betriebswirtschaftlich ausgerichteten Strategie.

Strategie der Krankenhausträger
– ambulante Operationen über EBM auf Ziffer-1-Eingriffe beschränken;
– Anzahl der ambulanten Operationen insgesamt begrenzen;
– Durchführung der ambulanten Operationen außerhalb des Zentral-OP (Eingriffsraum);
– Auslastung des Zentral-OP mit Voll-DRG-Eingriffen oder kurzstationären Eingriffen (Eintages-DRG).

Strategien der ambulanten OP-Zentren bzw. der niedergelassenen Anästhesisten und Operateure

- Verlagerung einiger Ziffer-1-Eingriffe in die Praxis (Office-Hysteroskopie), sofern auch die Patientin davon profitiert;
- gesundes Verhältnis von EBM-Eingriff zu Versorgungsverträgen, Kostenerstattung und PKV anstreben;
- Abschluss von Verträgen zur besonderen Versorgung von stationsersetzenden Leistungen bei gynäkologischen Erkrankungen gem. § 140a SGB V;
- Zusammenarbeit mit Managementgesellschaften;
- alle möglichen Kosten senken.

Dabei ist es für die Krankenhäuser ungleich leichter, sich auf ein zur EBM-Vergütung alternatives Vergütungssystem zurückzuziehen. Nicht jedes OP-Zentrum kann auf eine ausreichende Anzahl von Verträgen zur „Besonderen Versorgung von stationsersetzenden Leistungen bei gynäkologischen Erkrankungen gem. § 140 SGB V" zurückgreifen. Der Abschluss solcher Verträge ist regional sehr unterschiedlich, von Seiten der Kassen besteht kein großes Interesse. Manch eine Kasse lehnt Versorgungsverträge mit einzelnen OP-Zentren grundsätzlich ab.

4.8 Was bleibt am Ende des Tages?

Die aktuelle Situation im Bereich der ambulanten operativen Gynäkologie kann heute nur als paradox bezeichnet werden. Einerseits sollen nicht notwendige vollstationäre Krankenhausbehandlungen vermieden werden, andererseits sind die Vergütungen für ambulante Operationen so niedrig, dass ein kostendeckendes Arbeiten weder im Krankenhaus noch in der Praxis möglich ist. Krankenhäuser und niedergelassene Strukturen stehen nun unter einem immensen Kostendruck.

Im Krankenhaus bringt die Auslastung stationärer Kapazitäten den zum Überleben notwendigen Umsatz. In der Niederlassung können Erlöse für die operativen Einrichtungen aus Verträgen wie „Besondere Versorgung von stationsersetzenden Leistungen nach § 140a", der Zusammenarbeit mit Managementgesellschaften, dem Weg der Kostenerstattung und der PKV erzielt werden. Des Weiteren gilt es, Innovationen zu nutzen und neue Wege zu suchen (z. B. Office-Hysteroskopie), um die begehrten OP-Slots im AOZ für höherwertige Eingriffe freizuhalten.

Im ordnungspolitischen Rahmen unseres Gesundheitssystems sind somit identische operative Leistungen in unterschiedliche Rechtsformen verpackt, die auch noch unterschiedlich vergütet werden (Tab. 4.3).

Tab. 4.3: Vergütungsunterschied EBM versus DRG am Beispiel Hysterektomie supravaginal.

OPS/ICD	EBM Eingriff	Operateur	Anästhesie	p.o. Ü.*	Investitions-zuschuss	Gesamt
5–682.12/ D25.9	Supravaginale Uterusextirpation	371,29 € + 165,84 €	132,36 € + 90,36 €	108,56 €	35,00 €	903,41 €

OPS/ICD	DRG Eingriff	DRG		DRG 1-Tagesfall	Voll-DRG
5–682.12/ D25.9	Supravaginale Uterusextirpation	Krankenhaus Hauptabteilung		2.805,55 € (gesamt)	4.199,55 € (gesamt)

* postoperative Überwachung, ** Euro-Beiträge abhängig vom jeweiligen Landesbasisfallwert bzw. EBM-Punktwert

Merke: Gesetze sind nicht alles aber ohne Gesetze ist alles nichts. !

Die Spielregeln, die es zu befolgen gilt, um in diesem irrationalen Ordnungssystem als operativer Leistungserbringer wirtschaftlich zu überleben, zeigen: Es sind nun tatsächlich innovative ordnungspolitische Neuansätze des Gesetzgebers notwendig.

Konkret müssen für die hochspezialisierten operativen Tageskliniken, unabhängig davon, ob sie durch niedergelassene Ärzte oder durch Krankenhausträger betrieben werden, gemeinsame Qualitäts-, Verwaltungs und Finanzierungsstandards entwickelt werden. Dies stellt die sektorenübergreifende Nutzung von personellen und strukturellen Ressourcen dar.

Merke: Die ernsthafte und nachhaltige Förderung ambulanter Operationen in Deutschland steht erst am Anfang. !

4.9 Das innovative Beispiel der Office-Hysteroskopie

Niedergelassene Operateure gehen dazu über einige Ziffer-1-Eingriffe in Lokalanästhesie in der Praxis durchzuführen, was folgende Vorteile bietet:
– keine Narkose für die Patientin,
– einfache Durchführbarkeit ohne große Vorbereitung im Rahmen der Sprechstunde durch die Verwendung von Einmalhystoskopschäften.
– geringe Kosten (keinen Nutzungsentgelt für OP-Zentrum) durch Nutzung der Praxisräume und Praxispersonal.
– adäquate Aussagekraft für die Diagnosestellung
– adäquate Therapieoptionen

Natürlich müssen auch bei der Office-Hysteroskopie fachliche, organisatorische, hygienische, räumliche und apparativ-technische Voraussetzungen erfüllt werden.

Literatur

Krankenhaus-Report 2016, Schwerpunkt: Ambulant im Krankenhaus. Stuttgart, Schattauer, 2016.
Vertrag nach § 115b Absatz 1 SGB V – Ambulantes Operieren und stationsersetzende Eingriffe im Krankenhaus – vom 15. Juli 2003 sowie Vereinbarung von Qualitätssicherungsmaßnahmen bei ambulanten Operationen und bei sonstigen stationsersetzenden Leistungen gemäß § 15 des Vertrags nach § 115b Absatz 1 SGB V vom 08. 04. 2014. http://www.bvf.de/pdf/richtlinien/ AOP_ Vertrag.pdf (abgerufen am 30. 11. 2017).
Entwicklung und Bedeutung ambulanter Eingriffe im internationalen Vergleich, SMART Books 01. 02. 2007. http://www.arzt-in-europa.de/pages/Endfassung_001_Broekelmann.pdf (abgerufen am 30. 11. 2017).

Mandy Mangler

5 Da Vincis Traum – oder: Welche Vorteile hat die „Robotic Surgery" in der operativen Gynäkologie?

5.1 Quo vadis?

Ein „Roboter" ist eine technische Apparatur, die üblicherweise dazu dient, dem Menschen mechanische Arbeit abzunehmen. Roboter können sowohl stationäre als auch mobile Maschinen sein und werden von Computerprogrammen gesteuert. Meist treffen sie dabei im Rahmen ihrer programmierten vorbestehenden Optionen eigenständig Entscheidungen. Viele Roboter sind in unserem Alltag schon im Einsatz, zum Beispiel der Rasenmäher-Roboter. Er bewegt sich durch den Garten und ändert an Ecken die Richtung, ohne dass ein Mensch ihn steuern muss. In nächster

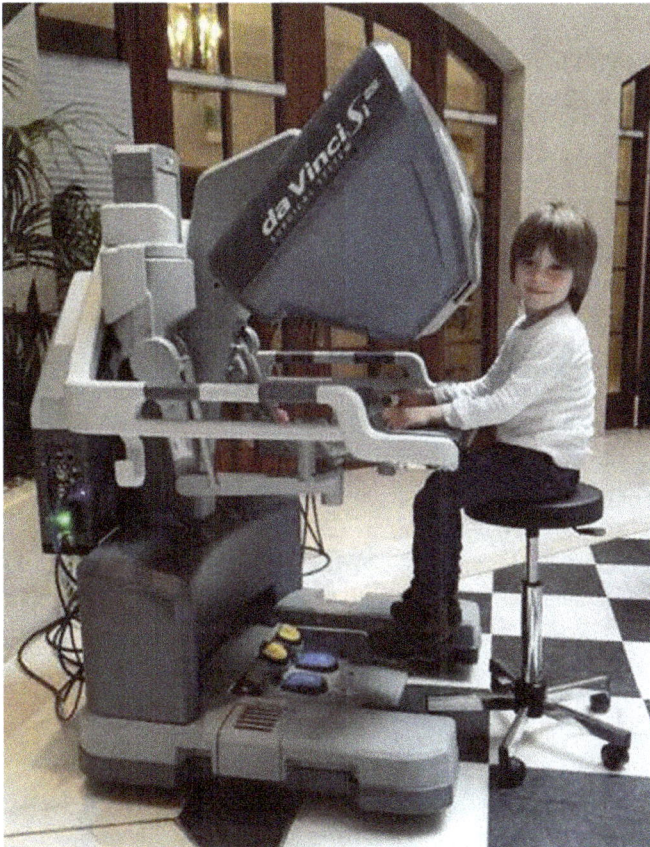

Abb. 5.1: Besonders die *digital natives* können die Übungsmodule des Roboter-assistierten Operierens spielend leicht bedienen. Operieren könnte „kinderleicht" werden! (© Foto: Priv.-Doz. Dr. M. Mangler)

https://doi.org/10.1515/9783110560602-005

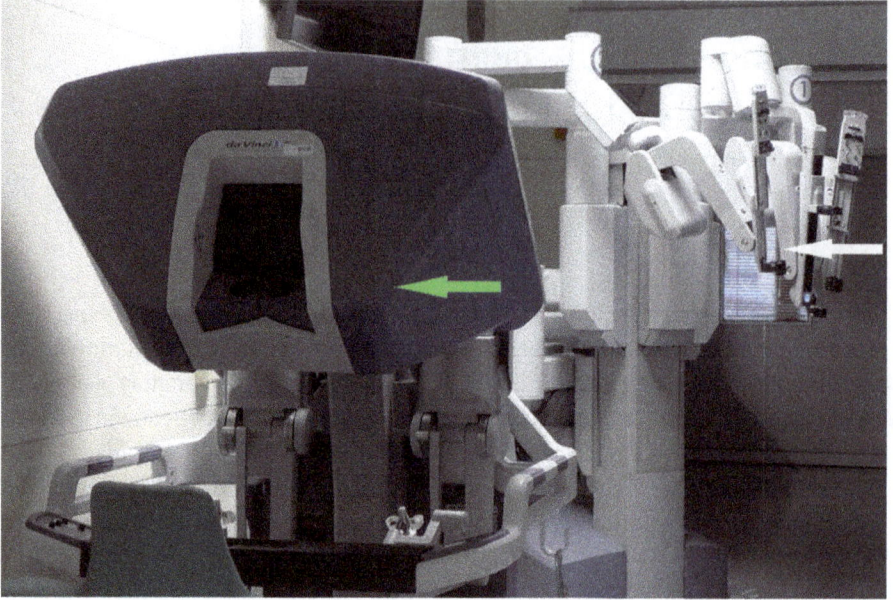

Abb. 5.2: Konsole mit Roboterarmen. Der weiße Pfeil zeigt auf die Trokararme, die an die Patientin angedockt werden. Der grüne Pfeil zeigt auf die Konsole, an der der Operateur sitzt. [© Foto Priv.-Doz. Dr. M. Mangler].

Zukunft werden Roboter – vielleicht auch mit künstlicher Intelligenz – eine sehr große Rolle in unserem Leben spielen

Das bedeutet allerdings im Klartext auch, dass der Operationsroboter, wie man ihn heute kennt und nennt, kein wirklicher Roboter ist. Der Operationsroboter wird bei jeder seiner Bewegungen jederzeit von einem Menschen gesteuert. Es handelt sich daher eher um eine computergestützte Form der Hilfe für den Operateur. Wenn auch nicht um einen Operations-Butler, denn auch Butler treffen sowohl rationale als auch irrationale Entscheidungen. Trotzdem und obwohl er kein Roboter ist, wird das Instrument zur Vereinfachung „Roboter" genannt. Dies ist in der Medizin ja häufig so, die Schlüssellochchirurgie hat auch nichts mit wirklichen Schlüssellöchern zu tun. Das einzige im Jahr 2017 auf dem offiziellen Markt verfügbare System für Roboter-gestützte minimalinvasive Eingriffe ist das daVinci-System der Firma *Intuitive*. Benannt wurde es nach dem genialen Erfinder, Konstrukteur, Maler, Bildhauer und Philosophen Leonardo da Vinci, einem Allround-Genie der Renaissance. Andere Anbieter arbeiten mit Hochdruck daran, mit eigenen Modellen auf den Markt zu drängen und einen Teil dieses Marktpotentials abzuschöpfen. 2011 gab es weltweit 130.000 Eingriffe mit dem DaVinci-System. Das DaVinci-System lässt sich, wie der Firmenname des Herstellers schon sagt, sehr *intuitiv* bedienen (Abb. 5.1 und das Ziel der Benutzung ist das Evidenz-basierte Handeln und Operieren von Patientinnen mit optimierter mechanischer Präzision (Abb. 5.2).

Ein großes Problem besteht gestern wie heute in der Ausbildung [Favre et al 2016]. Sie sollte Schritt für Schritt erfolgen und vor dem Hintergrund eines gesunden Risikomanagements folgende Schritte beinhalten:

– Laparotomie – Wissen, Fähigkeiten und Fertigkeiten;
– Konventionelle Laparoskopie – Wissen, Fähigkeiten und Fertigkeiten;
– Roboter-assistierte Laparoskopie (Robotic Surgery).

Merke: Bevor man Fahrrad fährt, sollte man laufen können.   **!**

5.2 Sicherheit vor Marketing

2013 gab es vermehrt Sicherheitswarnungen, vor allem aus den USA, zum DaVinci-System. Auch im Spiegel erschien ein kritischer Artikel mit dem Titel *„Teurer Eingriff mit Dr. Robo"*. Die Sicherheitswarnungen beruhten unter anderem darauf, dass in den USA in Kliniken mit niedrigen OP-Volumina Roboter-assistierte Eingriffe stattfanden. Also führten Operateure Roboter-Eingriffe durch, die insgesamt wenig operierten und somit in der Lernphase noch weniger Roboter-Operationen aufzuweisen hatten. Dies ist bei jeder Operationstechnik ungünstig, denn wir wissen aus vielen Studien, dass dieses Vorgehen zu einer erhöhten Komplikationsrate führt.

Im renommierten JAMA, dem Journal der amerikanischen Medical Association, erschien 2013 ein Artikel, in dem Roboter-assistierte Hysterektomien mit laparoskopischen Hysterektomien bei Frauen mit gutartigen Erkrankungen verglichen wurden [Wright et al. 2013]. Man konnte feststellen, dass in Zentren, die sich im gewählten Untersuchungszeitraum einen Roboter angeschafft hatten (2007 bis 2010) die Rate der Roboterhysterektomien von 0,5 % auf 9,5 % anstieg. Die laparoskopischen Hysterektomien nahmen unverhältnismäßig weniger zu und stiegen in diesen Kliniken quantitativ von 24,3 % auf 30,5 %. Nach drei Jahren Erfahrung mit Rotober-Operationen werden in der Regel 25 % der Hysterektomien in den Zentren, die sich einen Roboter anschafften und nicht ökonomisch limitiert waren, auch mit dem Roboter durchgeführt.

Das robotergestützte DaVinci-Systems wurde vor allem aus der traditionellen Laparoskopie heraus entwickelt. 2003 wurde das erste System vorgestellt und seitdem wurde es mehrfach optimiert. Vor allem in den USA wird das DaVinci-System häufig eingesetzt. Dort gibt es heute mehrere tausend DaVinci-Systeme. In Deutschland existieren hingegen im Jahr 2017 weniger als 100 Kliniken bzw. Zentren, die die Roboterchirurgie anbieten.

Merke: Das DaVinci System ist heute der Lamborghini der MIC; eine Fahrerlaubnis braucht man   **!**
trotzdem.

Seit der Implementierung der Roboterchirurgie wurden in zahlreichen Studien die Vorteile der Roboter-assistieren Chirurgie analysiert. Cho und Netzhat haben 2009 ihr Statement veröffentlicht, in dem sie feststellten, dass computerunterstützte Technologien es mehr Chirurgen bzw. Operateuren ermöglichen könnten, mit allen Vorteilen von Laparotomien zu Laparoskopien zu konvertieren. Dieser Aspekt ist vor allem in der Urologie ein großes und wichtiges Thema. In vielen Zentren werden Prostatektomien noch per Laparotomie durchgeführt. Laparoskopische Prostatektomien sind schwierig durchzuführen, weil im Becken der Winkel zur Prostata für die zweidimensionalen Instrumente nicht optimal ist. Laparoskopische Prostatektomien weisen demzufolge nach Studienlage nicht die gleiche Qualität wie Roboter-gesteuerte Prostatektomien auf, da hier speziell die Dreidimensionalität der Operationen mit dem Operationsroboter einen wirklichen Nutzen und Vorteil bietet. Daher ist die Prostatektomie ein idealer Eingriff für die Roboterchirurgie, um bei dieser Indikation eine Laparotomie zugunsten eines minimal-invasiven Zuganges zu vermeiden. Davon profitiert natürlich in erster Linie der betroffene Patient.

5.3 Konventionelle Laparoskopie oder Robotic Surgery?

In der Gynäkologie sind minimalinvasive Operationen entweder konventionell-laparoskopisch oder mit dem Operationsroboter durchführbar. Es gibt dabei keine *laparoskopischen* Operationen, die nicht auch mit dem Operations-Roboter durchführbar wären und umgekehrt [Laursen et al 2017]. In der Gynäkologie liegt der Vorteil klar im minimalinvasiven Zugang und darin, dass die Roboterchirurgie klar ein Teil der Weiterentwicklung der konventionellen Laparoskopie ist [Lauterbach et al. 2017].

Während man in der Urologie – wie erwähnt – bei der Prostatektomie die Laparotomie vermeiden kann, werden in der operativen Gynäkologie vor allem die Karzinomoperationen, also die Hysterektomien mit pelvinen und/oder paraaortalen Lymphonodektomien bei Zervix- oder Endometriumkarzinom durchgeführt. Bei den kleineren Operationen, wie der Myomenukleation, der laparoskopisch-assisstierten suprazervikalen Hysterektomie (LASH) oder den Hysterektomieoptionen (TLH, LAVH), ist das Robotersystem meist nicht ökonomisch sinnvoll einsetzbar, denn man muss pro Operation neben den üblichen Kosten auch mit den erhöhten Kosten beim Verbrauchsmaterial rechnen. Außerdem sind diese Operationen konventionell laparoskopisch auf dem gleichen qualitativen Niveau durchführbar [Soto et al. 2017].

! **Merke:** Die grundsätzlichen OP-Schritte ändern sich auch bei der Robotic Surgery nicht.

Der große Unterschied zwischen Laparoskopie und der Roboter-assistierter Chirurgie liegt in der Dreidimensionalität der Instrumentenführung, in der Dreidimensio-

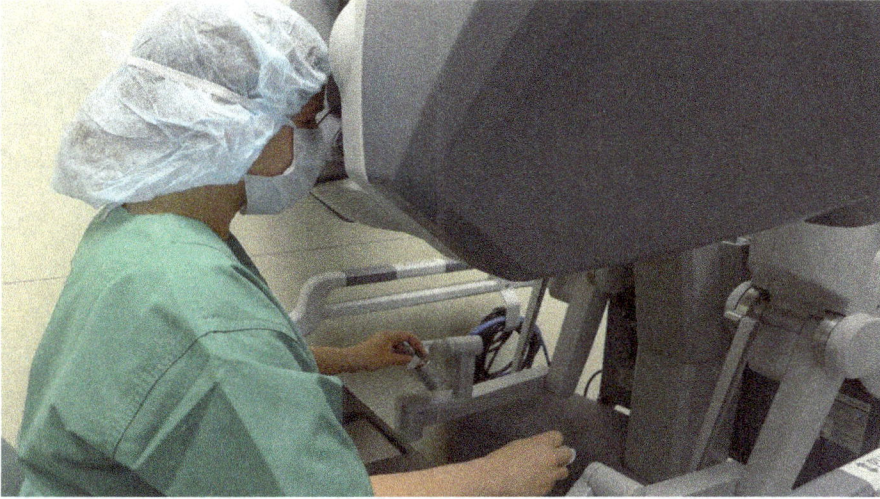

Abb. 5.3: Der Operateur sitzt bequem an der Konsole. In dieser Position können auch lange und ultralange Eingriffe körperlich weniger belastend durchgeführt werden.

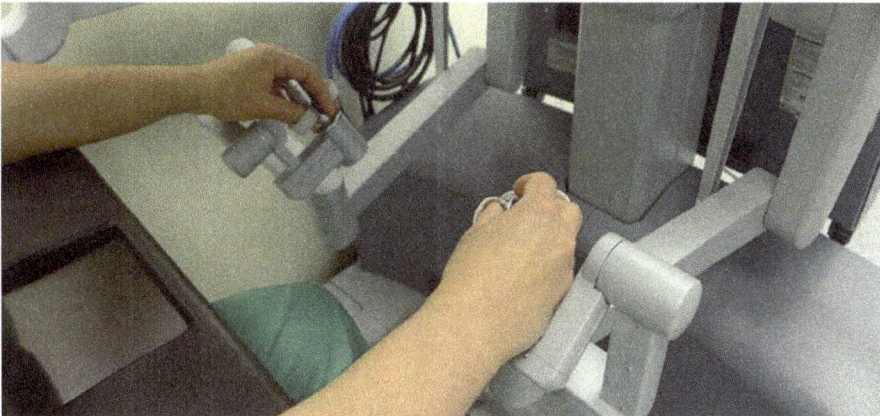

Abb. 5.4: Die Finger des Operateurs befinden sich in handschuhartigen Fingerlingen, um so die Handbewegung exakt abzubilden. Ein großer Vorteil der Technik: der Tremor fällt weg. [© Priv.-Doz. Dr. Mandy Mangler].

nalität des Bildes und im Wegfallen des Instrumententremors. Das Operieren erscheint zunächst sehr einfach: Der Operateur sitzt unsteril an der Konsole des Operationsroboters und hat seine Finger in einer Art Handschuhsystem. So sind die Fingerbewegungen des Operateurs in ihrer Dreidimensionalität komplett auf die endoskopischen Operationsinstrumente übertragbar (Abb. 5.3, Abb. 5.4).

Merke: Der „Roboter" operiert nur so gut wie sein(e) „Herr*in" (ausgebildet ist).

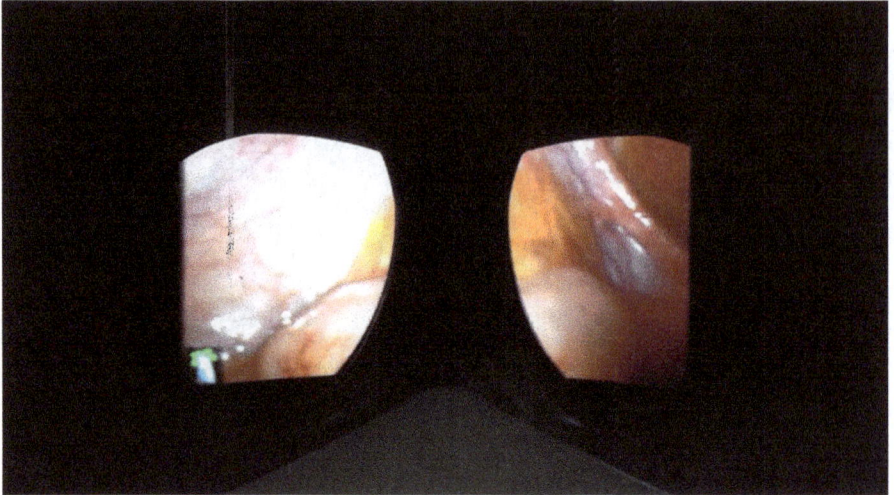

Abb. 5.5: Blick in die Konsole: Was mit Abstand wie ein Tunnelblick aussieht ermöglicht bei direkter Einsicht das dreidimensionales Sehen „in Action".
[© Priv.-Doz. Dr. med. M. Mangler].

Der erste Assistent steril steht am OP-Tisch bei der Patientin. Die Instrumente werden zunächst über konventionelle Trokare in die Patientin eingeführt und dann an das Roboter-System angedockt. Der unsterile Operateur am Roboter-System steuert diese Trokare und blickt in die dreidimensonale Konsole (Abb. 5.5). Der erste Assistent kann im Notfall direkt am OP-Tisch eingreifen, zum Beispiel bei akuten Blutungen bzw. zum Saugen. Das Robotersystem ist innerhalb von wenigen Sekunden abdockbar, so dass bei schweren Komplikationen (major complications, z. B. arterielle oder starke venöse Blutungen) bis hin zur Laparotomie konvertiert werden kann.

5.4 Eigene Erfahrungen – der Blick zurück und der Blick vorwärts

Der eigene Roboter-Einsatz 2006 mit einem älteren DaVinci-System brachte hohe ökonomische und logistische Herausforderungen mit sich, so dass schon nach 20 Operationen auf einen weiteren Einsatz des Operationsroboters verzichte wurde. Ab März 2014 kam es zur Wiederaufnahme von Roboter-Operationen, mit einem verbesserten System primär bei benignen Indikationen, also im Rahmen totaler Hysterektomien oder auch bei Myomentfernungen. Erst später erfolgte dann der DaVinci-Einsatz auch für Lymphonodektomien, bei radikalen Hysterektomien und radikalen Trachelektomien.

Die ersten 50 eigenen Roboter-assistierten Operationen wurden detailliert ausgewertet: bei 23 Patientinnen erfolgte eine totale Hysterektomie, bei 2 Patientinnen

eine Myomenukleation, bei 25 Patientinnen Lymphonodektomien, bei 10 Patientinnen die radikale Hysterektomie und bei 2 Patientinnen die radikale Trachelektomie.
Mehrfachnennungen liegen an der Kombination von beiden Operationsmethoden.
Insgesamt kam es zu drei Konversionen „Roboter zu konventioneller Laparoskopie"
und zu einer Konversion „Roboter zu Pfannenstiellaparotomie", letztere wegen
einer Verletzung der Arteria iliaca interna. Alle Konversionen fanden während der
ersten 10 Operationen statt. Die drei Konversionen „Roboter zu Laparoskopie"
lagen klar an der nicht adäquaten Patientenselektion, z. B. großem Uterus bei
Hysterektomien und initialer Überforderung mit der Methode.

Merke: Die Indikation entscheidet auch bei guter Technik mit über den OP-Ausgang. **!**

Im Rahmen unserer eigenen kleinen Fallkontrollstudie wurde die Operationsdauer
für die *pelvine* Lymphonodektomie analysiert. Bei der Robotic Surgery (RS) ergaben
sich im Mittel 52 Minuten (34 bis 69 Minuten), bei der konventionellen Laparoskopie (KL) im Mittel hingegen 37 Minuten (22 bis 51 Minuten). Die Lymphknotenzahl
lag bei der RS bei 21 (13 bis 25) und bei der KL bei 19 (12 bis 27). Der Unterschied
in der Zahl der entfernten Lymphknoten war nicht signifikant.

Bei der *paraaortalen* Lymphonodektomie betrug die Operationszeit bei RS 98 Minuten (69 bis 134), bei der KL hingegen 77 Minuten (51 bis 121 Minuten). Mit der RS
wurden 15 (11 bis 23) paraaortale Lymphknoten gewonnen, bei der KL fanden sich
17 (12 bis 21) Lymphknoten. Die längeren Operationszeiten in dieser Pilot-Studie lagen an der initialen Unerfahrenheit mit der Methode, aber auch an den Dockingzeiten. Die Dockingzeiten stellen eine weitere Herausforderung bei Roboteroperationen
dar. Damit ist die Zeit gemeint, die benötigt wird, um das Patientensystem an die
Trokare und an die Patienten selbst zu binden. Dies erfordert vor allem am Anfang
einen hohen zeitlichen Aufwand, der den Vorteil der reinen Operationszeit nicht wieder gutmacht. Das Andocken des Roboter-Systems dauerte besonders anfänglich ca.
60 Minuten. Bei einem trainierten Team und günstigen Umständen dauert es unter
günstigen Umständen nur noch 5 bis 10 Minuten.

Merke: Andocken ist wie das erste Rendevouz – wenn hier etwas schief läuft, bekommt man **!**
keine zweite Chance

Mit einem Robotersystem kann man durch eine Laser-Fluoreszenz Darstellung der
Lymphknoten deren Detektion verbessern (Abb. 5.6a). Man spritzt einen fluoreszie-
renden grünen Indocyanin-Farbstoff und kann dann mit einer speziellen Einstel-
lung der Kamera die lymphatischen Gefäße und Lymphknoten wesentlich besser
darstellen (Abb. 5.6b). Dies ist zum Beispiel für Sentinellymphknotenentnahmen
sinnvoll, aber auch um Lymphknoten schonend, ohne Schädigung des umliegen-
den Gewebes oder der Nerven zu entnehmen [Eriksson et al. 2017].

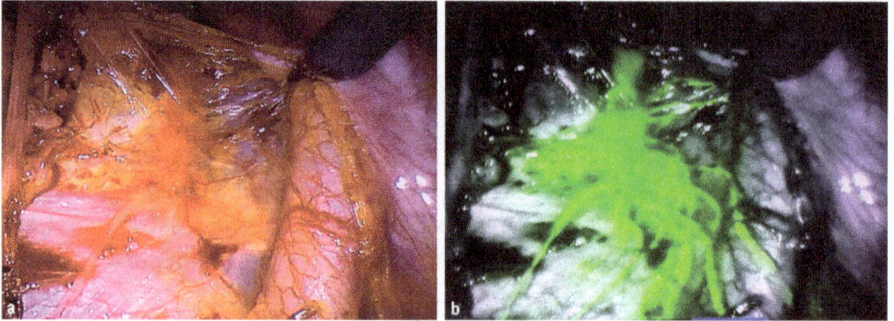

Abb. 5.6: Paraaortalregion vor (**a**) und nach Fluoreszenzapplikation (**b**) und Einschalten der Roboterlaserkamera [© Priv.-Doz. Dr.med. M. Mangler].

5.5 Darf es noch ein wenig mehr sein?

Pro Robotereingriff sollte man ungefähr 1.500 Euro mehr für Gebrauchsmittel einrechnen. Diese Summe beinhaltet noch nicht die Anschaffung bzw. Abbezahlung des Roboter-Systems, die extra zu rechnen ist. Ein Roboter-System kostet je nach Ausstattung zwischen 500.000 und 1 Million Euro. Wirtschaftlich ungünstig für Roboteroperationen sind sicherlich Operationen wie z. B. einfache Ovarialzystenexstirpationen, kleine Endometrioseläsionen oder ähnliche benigne Indikationen. Sie rechtfertigen schlichtweg den hohen finanziellen Aufwand an Verbrauchsmaterial nicht. Die Advisory Board Company in den USA [Liz Tiernan, siehe www.advisory.com] konstatierte deshalb, dass die Investition in einen Roboter aus einer rein finanziellen Perspektive fast nie gerechtfertigt ist. Die tatsächlichen Kosten und das reimbursement hängen jedoch vom Gesundheitssystem des jeweiligen Landes ab [Vuorinen et al. 2017].

! **Merke:** Teuer gekauft ist nicht immer günstig gerechnet.

Cho und Netzhat publizierten schon 2009: „Es scheint, als dass in den Händen von erfahrenen Laparoskopikern die Resultate mit oder ohne Einsatz des Roboters gleich sind." Dies gilt vor allem für die Gynäkologie. Einer der wenigen Eingriffe, der in unserer Fallserie tatsächlich sehr viel besser mit dem Operationsroboter durchgeführt werden konnte, als mit einer konventionellen Laparoskopie war eine Refertilisierung der Tuben einer zwangssterilisierten chinesischen Patientin. In der Literatur findet man ähnliche Beschreibungen [Park et al. 2016].

5.6 The Future is now?

Zusammenfassend kann man sagen, die Roboter-Chirurgie ist ein interessanter und innovativer Teil der zukünftigen minimalinvasiven Strategien. Es gibt in Deutschland aufgrund der Organisation des Gesundheitssystems und der Abrechnung als Pauschale im DRG-System einen verständlichen großen Widerstand aus kaufmännischer Perspektive, obwohl die Roboter-Chirurgie besonders in der Gynäkologie für viele Patientinnen anwendbar ist. Allerdings muss ihre Sinnhaftigkeit für jeden Einzelfall erneut kritisch hinterfragt werden. Ein Vorteil der Roboter-Chirurgie ist, dass mit zunehmendem Alter der Ärzte und einer zunehmend alternden Gesellschaft der Einsatz eines Roboters *demografisch* attraktiv ist, weil er zu einer geringeren körperlichen Belastung des Operateurs und somit zu einer längeren „Haltbarkeitsdauer" desselben führt. Es ist also denkbar, dass ein körperlich beeinträchtigter Arzt trotzdem stundenlang problemlos Karzinomoperationen am Roboter durchführen kann [Catanzarite et al 2017]. Hinzu kommt, dass mit der weiteren Optimierung der Telemedizin, die Long-Distance-Surgery mit DaVinci- oder ähnlichen Operationssystemen Eingang in die operative Routine finden wird. Damit wird es möglich sein, dass ein Operateur in Berlin, Paris, Moskau oder Los Angeles Operationen in Eritrea, einem Militär Camp in Afghanistan oder einer Klinik in Brandenburg durchführt ohne vor Ort sein zu müssen.

Doch dies ist nur ein Teilschritt der Entwicklung, denn die zunehmende Digitalisierung und Automatisierung unserer Welt wird den Einsatz von Robotern und Computerassistenz in naher Zukunft weiter normalisieren. Die digital natives werden dafür sorgen, dass wir früher oder später zu completely digitals werden.

Merke: Die Evolution ist nicht aufhaltbar.   !

Es bleibt also spannend zu beobachten, in welche Richtung sich die Roboter-assistierten Operationsmethoden in der Frauenheilkunde entwickeln werden.

Literatur

Catanzarite T1, Tan-Kim J, Whitcomb EL, Menefee S. Ergonomics in Surgery: A Review. Female Pelvic Med Reconstr Surg. 2017 Sep 13. doi: 10.1097/SPV.0000000000000456. [Epub ahead of print].

Cho JE, Nezhat FR. Robotics and gynecologic oncology: review of the literature. J Minim Invasive Gynecol. 2009 Nov–Dec;16(6):669–81. doi:10.1016/j.jmig.2009.06.024. Review.

Eriksson AG, Beavis A, Soslow RA, Zhou Q, Abu-Rustum NR, Gardner GJ, Zivanovic O, Long Roche K, Sonoda Y, Leitao MM Jr, Jewell EL. A Comparison of the Detection of Sentinel Lymph Nodes Using Indocyanine Green and Near-Infrared Fluorescence Imaging Versus Blue Dye During Robotic Surgery in Uterine Cancer. Int J Gynecol Cancer. 2017 May;27(4):743–747. doi: 10.1097/IGC.0000000000000959.

Favre A, Huberlant S, Carbonnel M, Goetgheluck J, Revaux A, Ayoubi JM. Pedagogic Approach in the Surgical Learning: The First Period of "Assistant Surgeon" May Improve the Learning Curve for Laparoscopic Robotic-Assisted Hysterectomy. Front Surg. 2016 Nov 2;3:58. eCollection 2016.

www.advisory.com, siehe https://www.advisory.com/international/research/service-line-advisor/blogs/the-pipeline/2014/06/tiernan-should-you-invest-in-da-vinci. (abgerufen am 30. 11. 2017)

Laursen KR, Hyldgård VB, Jensen PT, Søgaard R. Health care cost consequences of using robot technology for hysterectomy: a register-based study of consecutive patients during 2006–2013. J Robot Surg. 2017 Jul 10. doi: 10.1007/s11701-017-0725-x. [Epub ahead of print].

Lauterbach R, Matanes E, Lowenstein L. Review of Robotic Surgery in Gynecology – The Future Is Here. Rambam Maimonides Med J. 2017 Apr 28;8(2). doi: 10.5041/RMMJ.10296.

Park JH, Cho S, Choi YS, Seo SK, Lee BS. Robot-assisted segmental resection of tubal pregnancy followed by end-to-end reanastomosis for preserving tubal patency and fertility: An initial report. Medicine (Baltimore). 2016 Oct;95(41):e4714.

Soto E, Luu TH, Liu X, Magrina JF, Wasson MN, Einarsson JL, Cohen SL, Falcone T. Laparoscopy vs. Robotic Surgery for Endometriosis (LAROSE): a multicenter, randomized, controlled trial. Fertil Steril. 2017 Apr;107(4):996–1002.e3. doi: 10.1016/j.fertnstert.2016.12.033. Epub 2017 F.

Vuorinen RK, Mäenpää MM, Nieminen K, Tomás EI, Luukkaala TH, Auvinen A, Mäenpää JU. Costs of Robotic-Assisted Versus Traditional Laparoscopy in Endometrial Cancer. Int J Gynecol Cancer. 2017 Oct;27(8):1788–1793. doi: 10.1097/IGC.000000000000107.

Wright JD, Ananth CV, Lewin SN, Burke WM, Lu YS, Neugut AI, Herzog TJ, Hershman DL. Robotically assisted vs laparoscopic hysterectomy among women with benign gynecologic disease. JAMA. 2013 Feb 20;309(7):689–98. doi: 10.1001/jama.2013.186.

Andreas D. Ebert

6 Zusammenfassung

Die wenigsten Operateure sind geniale *Mozarts* – die meisten von uns sind solide *Salieries* –, doch es ist immer besser, Vollkommenheit anzustreben und sie (vielleicht) nicht zu erlangen, als sich per se dem Mittelmaß zu verschreiben.

Operationen müssen (nicht: *sollten*) *generalstabsmäßig* geplant werden. Deshalb stellen Sie sich ab und an ruhig mal die Frage: Können Sie heute unter den gegebenen Umständen mit dem gegebenen Personal, den vorhandenen Ressourcen sowie der eigenen mentalen und körperlichen Situation diese (komplexe) Operation wirklich durchführen?

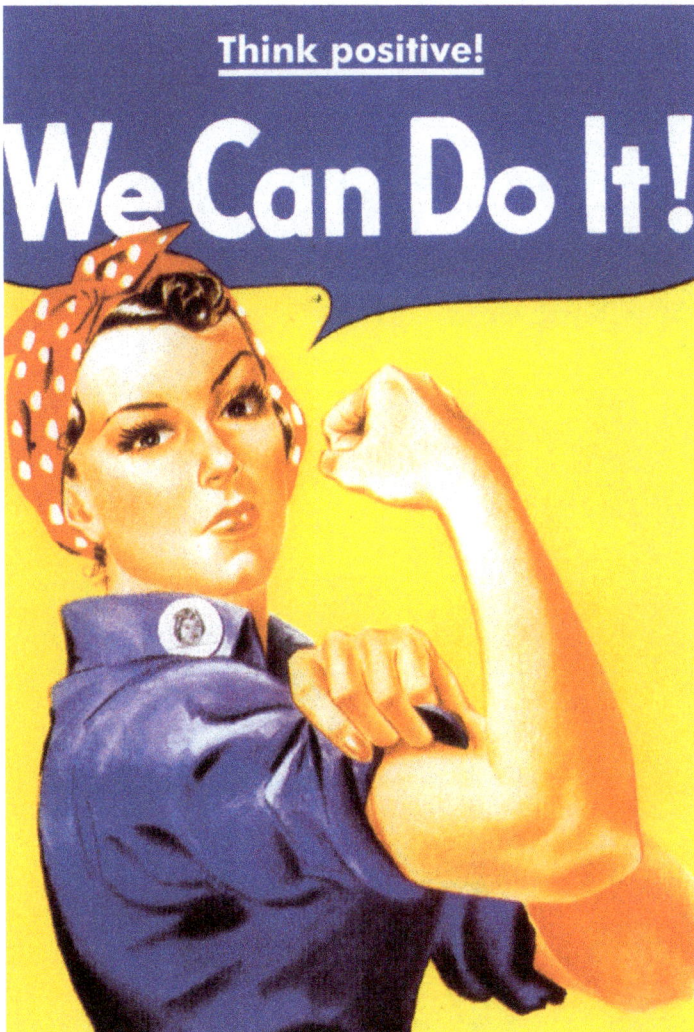

https://doi.org/10.1515/9783110560602-006

7 Literatur

Literaturauswahl Kapitel 1–3 (Bücher)

Baggish MS, Karram MM. Atlas of pelvic anatomy and gynaecologic surgery. 3. Aufl., Saunders 2011.

Becker H, Markus PM (Hrsg.). Allgemein- und Visceralchirurgie I, 3. Aufl., München, Urban & Fischer 2014.

Becker H, Ghadimi MG (Hrsg.). Allgemein- und Visceralchirurgie II, 3. Aufl., München, Urban & Fischer 2015.

Carus Th. Atlas der laparoskopischen Chirurgie. Springer 2007.

Dargent D, Querleu D, Plante M, Reynolds K. Vaginal and laparoscopic vaginal surgery. Informa Healthcare 2004.

Donnez J. Atlas of operative laparoscopy and hysteroscopy. Taylor & Francis Ltd 2007.

Ebert AD. Endometriose. Ein Wegweiser für die Praxis. 4. Aufl., Berlin, Boston, De Gruyter 2014.

Ebert AD. Die Gynäkologische Untersuchung. 2. Aufl., Berlin Boston, De Gruyter 2018.

Hessling M. Erkrankungen des weiblichen Abdomens. Ein Bildatlas. Verlag Endo-Press 2005.

Hucke J, Keckstein J. Die endoskopischen Operationen in der Gynäkologie. Urban & Fischer 2000.

Hoffman BL, Schorge JO, Schaffer JI, Halvorson LM, Bradshaw KD, Corton MM (eds.). Williams Gynecology. Third edition. McGraw Hill Companies 2016.

Isaacson K. Complications of gynaecological endoscopic surgery. Elsevier 2006.

Kaufmann M, Costa SD, Scharl A. Die Gynäkologie. 3. Aufl., 6th Edition, Berlin, Heidelberg, Springer 2013.

Kurman RJ, Ellenson LH, Ronnett BM (eds.). Blaustein's Pathology of the Female Genital Tract, 6th edition. Berlin, Heidelberg Springer 2010.

Mencaglia L, Minelli L, Wattiez A. Manual of gynecological laparoscopic surgery. Karl Storz 2010.

Mettler L. Endoskopische Abdominalchirurgie in der Gynäkologie. Schattauer 2002.

Mettler L, Alkatout I, Keckstein J, Meinhold-Heerlein I (Eds.). Endometriosis. A concise practical guide to current diagnosis and treatment. Tuttlingen, Endo:Press 2017.

Nezhat C, Nezhat F, Nezhat C. Nezhat's operative gynecologic laparoscopy with hysteroscopy. Principles and Techniques. Cambridge University Press 2007.

Pasic RP, Levine RL. A practical manual of laparoscopy and minimally invasive gynecology: a clinical cookbook. Parthenon Publishing Group Ltd 2007.

Possover M. Chirurgische Anatomie des weiblichen Beckens. Berlin, New York, De Gruyter 2001.

Schmidt EH, De Wilde R-L. Standardverfahren der minimal-invasiven Chirurgie in der Frauenheilkunde. Stuttgart, New York, Thieme 1998.

Schneider A, Arena S. Die „Goldenen Regeln der Laparoskopie". Klinik-Script CBF 2004/2005.

Schumpelick V, Kasperk R, Stumpf M (Hrsg.). Operationsatlas Chirurgie, 4. Aufl., Stuttgart, New York, Thieme 2013.

Uexküll Th. v. Psychosomatische Medizin, 8. Aufl., München, Jena, Urban & Fischer 2016.

Waldeyer A. Anatomie des Menschen. 19. Aufl., Berlin, Boston, De Gruyter 2012.

Waldeyer, W. Das Becken. Bonn 1899.

Wallwiener et al. (Hrsg.). Atlas der gynäkologischen Operationen Stuttgart, New York, Thieme 2008.

www.agendoskopie.de

www.aagl.com

https://doi.org/10.1515/9783110560602-007

Abbildungsnachweis

Ich danke allen Kollegen und Verlegern für die großzügige Überlassung der zitierten Abbildungen. Das Foto „Sahara" stammt von FreeDigitalPhotos.net. Alle anderen Bilder stammen aus meiner klinisch-digitalen Fotosammlung (Berlin 2005–2018).

Unsere Empfehlungen

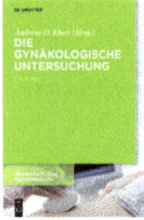

Die gynäkologische Untersuchung, 2. Auflage
Andreas D. Ebert, erscheint April 2018
ISBN 978-3-11-037863-4, e-ISBN 978-3-11-040901-7

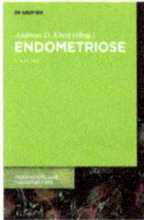

Endometriose, 5. Auflage – Ein Wegweiser für die Praxis
Andreas D. Ebert, erscheint September 2018
ISBN 978-3-11-055978-1, e-ISBN 978-3-11-056132-6

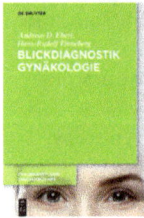

Blickdiagnostik Gynäkologie
Andreas D. Ebert, Hans-Rudolf Tinneberg, erscheint Oktober 2018
ISBN 978-3-11-056522-5, e-ISBN 978-3-11-056601-7

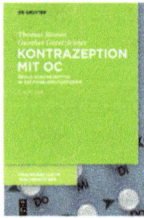

Kontrazeption mit OC, 3. Auflage – Orale Kontrazeptiva in 238 Problemsituationen
Thomas Römer, Gunther Göretzlehner, 2017
ISBN 978-3-11-050000-4, e-ISBN 978-3-11-052617-2

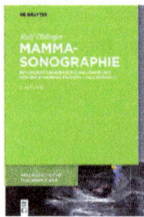

Mammasonographie – Befundkategorisierung maligner und benigner Mammaläsionen – Fallbeispiele
Ralf Ohlinger, 2018
ISBN 978-3-11-033015-1, e-ISBN 978-3-11-033189-9